YOGA

Ralf Bauer

YOGA

Unterwegs zu mir

Ralf Bauer

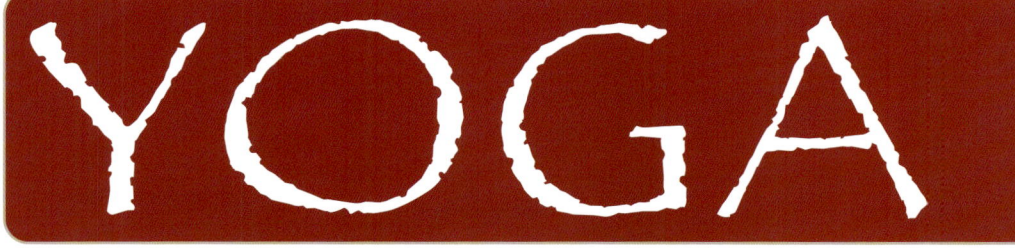

YOGA

Unterwegs zu mir

INHALT

ATMUNG, KONZENTRATION, MEDITATION 108

ZUM NACHSCHLAGEN 140

Yoga?

Eine Theorie, die nicht praktisch im Leben Anwendung finden kann, ist wertlose Gedankenakrobatik.

Swami Vivekananda

WARUM YOGA FÜR MICH SO WICHTIG IST

Warum schreibe ich ein Yogabuch – warum noch eines, in Anbetracht der Vielzahl der zu dem Thema veröffentlichten Werke? Denn Yoga hilft nur, wenn man es praktiziert, nicht beim Lesen.

Warum ist Yoga für mich so wichtig? Warum empfehle ich Yoga? Wo liegt der Vorteil gegenüber anderen Bewegungs-, Atmungs-, Kräftigungs- oder Dehnungsmethoden? Welches ist die eigentliche Motivation für die Ausübung? Diese Fragen werden mir oft gestellt.

Yoga ist mehr

Hierzulande wird in erster Linie der körperliche Aspekt des Yoga geschätzt. Für mich ist jedoch von großer Bedeutung, dass Körper und Seele durch Konzentration, Kontemplation und Meditation in Verbindung mit den Übungen in Einklang gebracht werden können sowie der philosophische Hintergrund.

Ich habe nach all den Jahren des Praktizierens ein paar Grundregeln erkannt, über die in vielen anderen Büchern hinweggegangen wird. Es geht mir um bewusstes Üben – die EINE Übungsfolge zu perfektionieren, mit den Bewegungen und der dazugehörigen, im richtigen Rhythmus erfolgenden Ein- und Ausatmung. Die positive Bilanz: mein Weiterkommen, mein Voranschreiten, das seit Jahren gesund sein, trotz der größeren Belastungen, trotz zunehmender Hektik, trotz häufigerer Reisen, trotz geringerer Zeit.

Vorbereitung für den Sport

Vor zwei Jahren hatte ich beim Skilaufen einen gefährlichen Zusammenstoß mit einem Snowboarder. Der Unfall war so heftig, dass die Bindung von den Skiern gerissen wurde und ich die Piste hinunterstürzte. Und dabei ist mir überhaupt nichts passiert – das habe ich sicher den Dehnungs- und Streckübungen aus dem Sonnengruß zu verdanken. Yoga ist also ein guter Weg, um seinen Körper

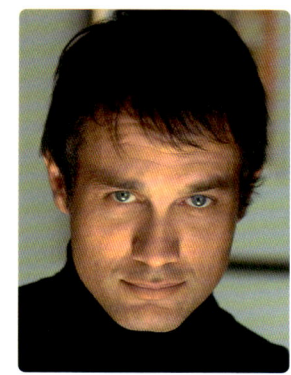

Ich möchte mehr Einblick in das Menschsein gewinnen. Yoga mit seinen philosophischen Aspekten hilft mir, auch mehr über mich zu erfahren.

von innen heraus zu stärken, dabei flexibel und geschmeidig zu werden und so beweglich zu sein wie ein Kind, das sich nicht verletzt, wenn es stürzt.

Meine Fragen: »Wie bekomme ich Energie, wie kann ich sie halten, was raubt sie mir, welche anerzogenen Muster passen nicht zu mir und wie kann ich mich von ihnen befreien, um mein eigenes Leben zu leben«, werden hier beantwortet. Yoga fördert Offenheit und die Flexibilität des Geistes.

Meine Reise nach Indien

Um mehr über Yoga zu erfahren und in der Hoffnung, im Himalaya einen Yoga-Lehrer zu finden, mit dem ich von morgens bis abends praktizieren könnte, bin ich nach Ladakh gefahren. Die Tatsache, dass im April/Mai noch keine Lehrer da sind – sie kommen erst zur Haupttouristenzeit ab Juni – hat mir einen Strich durch die Rechnung gemacht. So habe ich die Zeit genutzt und mich mehr mit der Philosophie, vor allem der der Dzogchen-Übungen, auseinandergesetzt. Um die Lehre so zu verinnerlichen, dass der Körper sie auch annimmt und nicht auswendig lernt, sondern immer mehr umsetzen kann im eigenen Leben. In meinem Tagebuch auf den folgenden Seiten erfahren Sie mehr darüber.

Da Yoga eine so grundlegende Bedeutung für mein Leben gewonnen hat, möchte ich diese wichtige Erfahrung an andere weitergeben. Ich wünsche mir, dass ich Sie, meine Leser, mit meiner Begeisterung anstecken und motivieren kann, Ihrem Leben möglicherweise eine ganz neue Richtung zu geben, sowohl in körperlicher wie auch in seelischer Hinsicht. Ich hoffe, dass mir das gelingt.

Ihr

UNTERWEGS ZU MIR

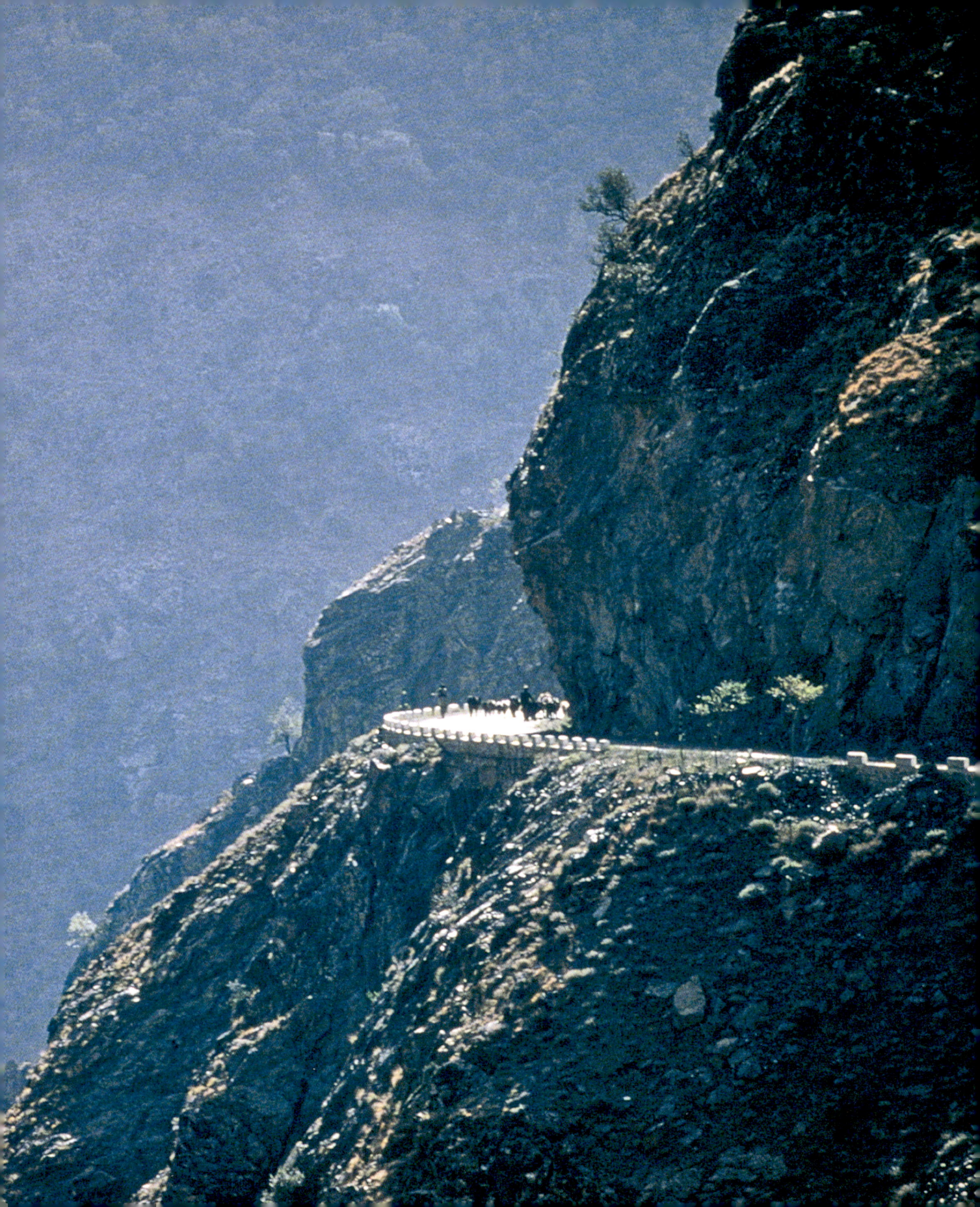

TAGEBUCHNOTIZEN LADAKH

Donnerstag, 3. Mai 07 Leh Ladakh

Leh. Gestern war Vollmond, nein vorgestern, am 2. Mai.
Hier in Leh gab es heute eine Zeremonie, um den Geburtstag
Buddhas zu feiern. Mönche, alte wie junge, verschiedene
Volksgruppen in ihrer traditionellen Tracht und eine Schul-
klasse nahmen an der endlos scheinenden Prozession teil.
Das ganze Dorf war auf den Beinen, um auf dem Gut von
Leh, auf welchem sich eine alte Gompa, tibetisch für Kloster,
befindet, mit den Mönchen zu feiern.

Ladakh, eingebettet zwischen Pakistan und China in einer kargen Hochgebirgslandschaft, wird auch »Kleines Tibet« genannt. Leh, seine malerische Hauptstadt, liegt am Oberlauf des Indus, 3580 m hoch.

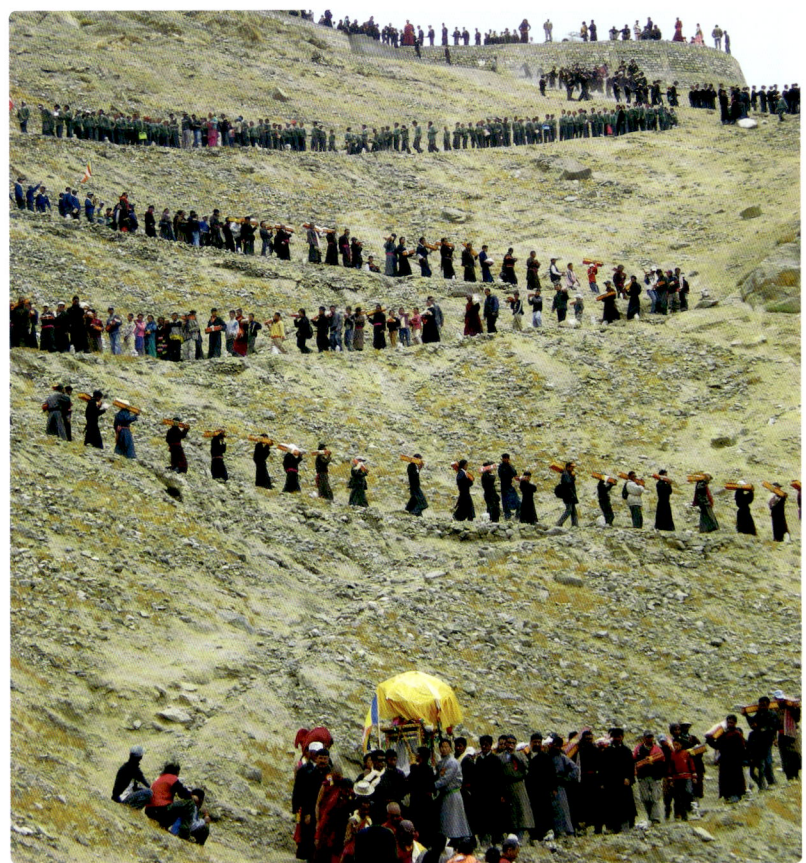

Eine bemerkenswert lange Prozession zu Ehren des Geburtstags von Buddha.

Mein Führer Issy und ich waren danach bei einer Tibeterin namens Tashi zum Mittagessen. Anschließend sind wir aufgebrochen zu einem weit entfernten Kloster, dem Kloster Kastang. Es liegt wunderschön auf 4200 Metern Höhe und befindet sich am Ende eines Tals, beschützt von einem Bergrücken. Einige Einheimische, die das Kloster besuchen, sind zu sehen, ebenso Handwerker, die die Stufen des Klosters erneuern.

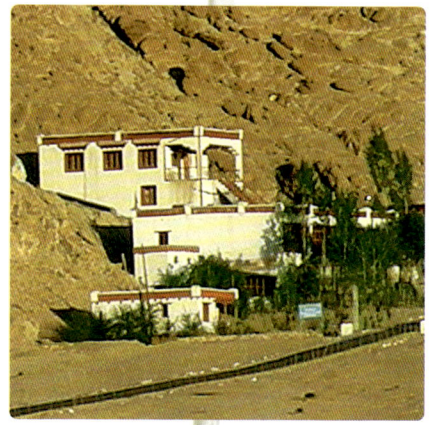

Leh, Ladakh, das Haus, in dem die Nonnen ausgebildet werden und in dem sie leben.

Ich fühle mich nicht wohl hier. Die jungen Mönche schauen unzufrieden und distanziert, eher wie junge, hartgesottene, abgebrühte Einwohner. Kein Platz, kein Ort, der mir für eine Reise ins Innere geeignet zu sein scheint.

So sind wir relativ schnell aufgebrochen – nachdem ich vorher noch einen Mönch gebeten habe, für eine Freundin um deren Gesundheit zu beten – und zum nächsten Kloster gefahren. Zum Kloster Trakthok.
Es war schon geschlossen, man hatte aber Zugang zu einem Innenhof. Trakthok ist ein altes Kloster, welches direkt in den Berg integriert ist.

Ursprünglich war es eine Höhle, in der vor Jahrhunderten ein Mönch meditierte und um die herum später das Kloster gebaut wurde. Wir haben Glück, denn Issy sieht von einem Ausblick aus einen jungen Mönch, den er darum bittet, das Kloster kurz besuchen zu dürfen. Dieser ist so freundlich und zeigt uns eine der Höhlen, ausgestattet mit alten Buddhastatuen und Darstellungen von Buddhaerscheinungen, schwerlich erkennbar, weil sie schon stark vergilbt sind.
Trotz des kalten Bodens herrscht hier eine Atmosphäre, die zum Aufenthalt einlädt. Um zur Ruhe zu kommen, in sich zu gehen und um mehr über sich zu erfahren.

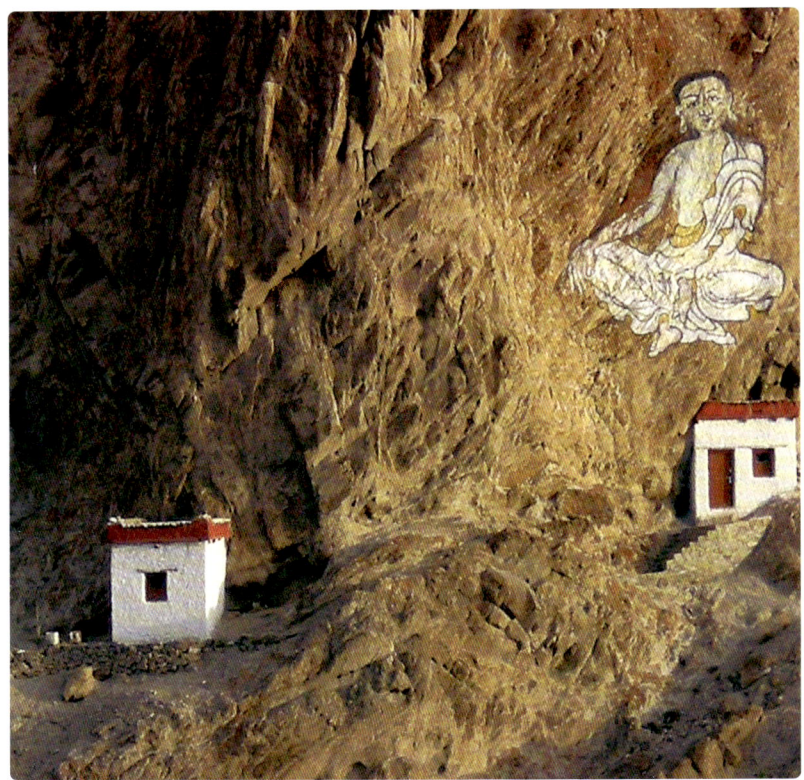

Hierhin zogen sich buddhistische Mönche zur Meditation zurück.

In der Mitte ist der Gang frei, und rechts und links sind kleine, für diese Region typische Tischchen. Dahinter hängen Thangkas und liegen Kissen und Teppiche, auf welchen sich die Mönche während ihrer Meditationen und Gebete niederlassen. Hier könnte ich bleiben.

Auf dem Weg zurück nach Leh passieren wir ein weiteres Kloster, in dem »Samsara« gedreht wurde. Samsara ist der erste Kinofilm aus Ladakh. Es geht darin um einen Mönch, der sein Kloster verlässt, sich verliebt und eine Entscheidung für sein künftiges Leben treffen muss – für klösterliche Enthaltsamkeit oder eine weltliche Liebe.

Der Tag war ziemlich anstrengend. Trotz eines immensen Wasserkonsums fühle ich mich nicht ganz wohl. Nach dem

Abendessen in meiner Gastfamilie reagiert auch mein Magen. Die Nacht verbringe ich auf der Toilette, die zum Glück zu meinem Zimmer gehört.

Die Tour für den heutigen Tag sage ich ab. Ich trinke viel heißes Wasser, nehme Heilerde zu mir, bleibe im Bett und warte darauf, dass mein Magen sich beruhigt. Aber den ganzen Tag will er »gereinigt« werden. Gegen Abend lasse ich mir Ingwerwasser geben und lege mir ein Lavendelkissen auf den Bauch. Das scheint zu wirken, ich muss nicht nach jedem Schluck wieder ins Bad. Abends, bei Sonnenuntergang, mache ich ein paar Übungen, die gut für den Magen sind: unterschiedliche Übungen, die dem Magen, dem Darm und anderen inneren Organen zur Heilung dienen.

Heute Morgen bin ich aufgewacht und habe registriert, dass ich in der Nacht nicht einmal losrennen musste.

Disket-Le, die Hausherrin, bietet mir Frühstück an. Aber ich verspüre keinen Hunger. Ich trinke ayurvedischen Tee, und mit der Hausherrin zusammen mache ich ein paar Übungen. Die gleichen, die ich am Abend zuvor für den Magen-Darm-Trakt gemacht habe. Es geht mir gut heute. Deswegen beschließe ich, ab sofort zu fasten. Wie lange auch immer.

Ich rufe einen Freund an, der jedes Jahr eine vierwöchige Fastenzeit ausübt. Sein Rat: Viel trinken, keinen Schwarztee, keinen Kaffee. Vielleicht einen frisch gepressten Saft, wenn möglich (also hier in Leh leider nicht), und Mineralien und Vitamine ... O. k., ich versuche es.

Der erste Tag ist so gut wie vorüber, es ist 18 Uhr 30. Ich habe an ein Steak gedacht, mit Pommes, oder an Spaghetti. Ich denke, die ersten zwei, drei Fastentage werden die schlimmsten sein.

Bei den Übungen für den Magen handelt es sich um Lu-Jong-Übungen, die auch als tibetisches Yoga bezeichnet werden. Mehr darüber erfahren Sie auf Seite 38.

Samstag, 5. Mai 07 6 Uhr 45

Ich habe gerade die Grundübung für die Öffnung der fünf Elemente gemacht. Heute Morgen bin ich matt. Ich merke das Nichtessen und freue mich auf einen Tee. Und denke an Peking-Ente – selbst die könnte ich heute Morgen zu mir nehmen. Wie lange wird es wohl dauern, bis sich mein Körper an diese neue Situation gewöhnt hat? Was bezwecke ich damit? Ich wollte schon immer einmal fasten. Auf diese Art und Weise versuchen, mehr Klarheit zu bekommen. Klarheit in meinen Gedanken. Vielleicht wird die Meditation dadurch intensiver.

Knapp 12 Stunden später

Bin heute in Alchi gewesen, einem der wenigen Klöster, das nicht auf einem Hügel erbaut wurde, sondern in der Nähe eines Flusses. Die Gompas sind im Stil eines Mandalas gebaut, hier konzentriert sich alles auf die Mitte. Mit Zeichnungen, die allerdings von Indern gemalt wurden.
Manchmal erkennt man die Einflüsse, wenn man einen Führer hat, der das Wissen besitzt, um einen darauf aufmerksam zu machen.

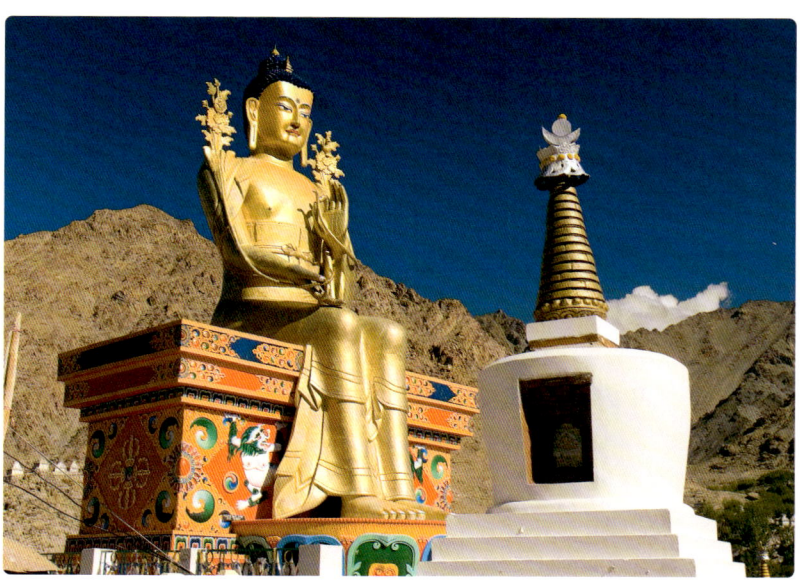

Eindrucksvoll ist die mehr als zwölf Meter hohe Buddhastatue in Leh.

Die Fahrt zurück ist schon ein Abenteuer. Die einzig wirklich ausgebaute Strecke ist etwa 1,5 Kilometer lang, der Rest ist zum großen Teil asphaltiert. Alles sehr holprig. Und bei diesem Durchrütteln und Schütteln habe ich daran gedacht, einmal in der Woche ein kleines Fest zu geben, bei dem ordentlich geschlemmt wird.

Am Mittag hab ich ein Mineralienpulver (es wird nach der 5-Elemente-Lehre zusammengestellt) genommen. In diesem »Rohzustand«, mit leerem Magen, wirkt es richtig, man spürt seine Wirkung, die sonst nicht so direkt bemerkbar ist. Alle Welt, also hier in Ladakh, rät mir, nicht weiter zu fasten. Die klimatischen Bedingungen seien dafür einfach nicht gegeben. Immer wieder kommt mir Buddhas Rede in den Kopf: »Höre nicht auf dies, was dein Lehrer sagt oder geschrieben steht. Dein eigenes inneres Ich ist wichtig.«

Die letzten Monate waren zu exzessiv, ich muss mich auspendeln, wieder klar sehen und ich möchte das Fasten wenigstens probiert haben. Der normale Hunger stellt sich wieder ein. Disket-Le hat von ihrer Mutter selbstgebackenen Zwieback mitgebracht, den sie in Milchtee tunkt ... eine große Versuchung für mich, zu probieren.

Mein Wunsch: Eigene Erfahrungen zu machen, für den Körper und den Geist, egal wo man herkommt, welcher Religion man angehört. Und immer das Beste zu wollen für andere, ohne sich selbst zu vergessen, genau die Mitte, Ausgewogenheit zu finden, ohne äußeres Zutun von irgendjemand oder irgendetwas, sondern nur aus sich selbst heraus glücklich zu sein, zufrieden zu sein, ohne Probleme dafür zu verdrängen, und trotzdem mit beiden Beinen auf dem Boden zu stehen.

Im Sommer steigt das Thermometer in Ladakh auf 35° C, im Winter sinkt die Temperatur bis auf -35° C und nachts ist es immer kalt. Im ganzen Jahr fällt nur etwa so viel Regen wie in der Sahara im Sommer.

Ich fühle mich fit. Ich war gerade in der Küche bei meiner Gastfamilie, um mir heißes Wasser zu holen. Eine Französin, auch Gast bei der Familie, hat ebenfalls Durchfall. Ich habe ihr die Heilerde angeboten, aber sie hat abgelehnt. Was bei mir wirklich die Heilung gebracht hat, kann ich nicht sagen, vielleicht war es die Mischung: heißes Wasser mit frischem Ingwer am Abend, Heilerde und die tantrischen Übungen, die ich kurz vor meiner Abreise von Loten, einem tibetischen Mönch aus dem Kloster in Rikon (Schweiz), gelernt habe. Übungen, die von ausgewählten tibetischen Mönchen seit Jahrtausenden zur Heilung von Körper und Geist praktiziert werden.

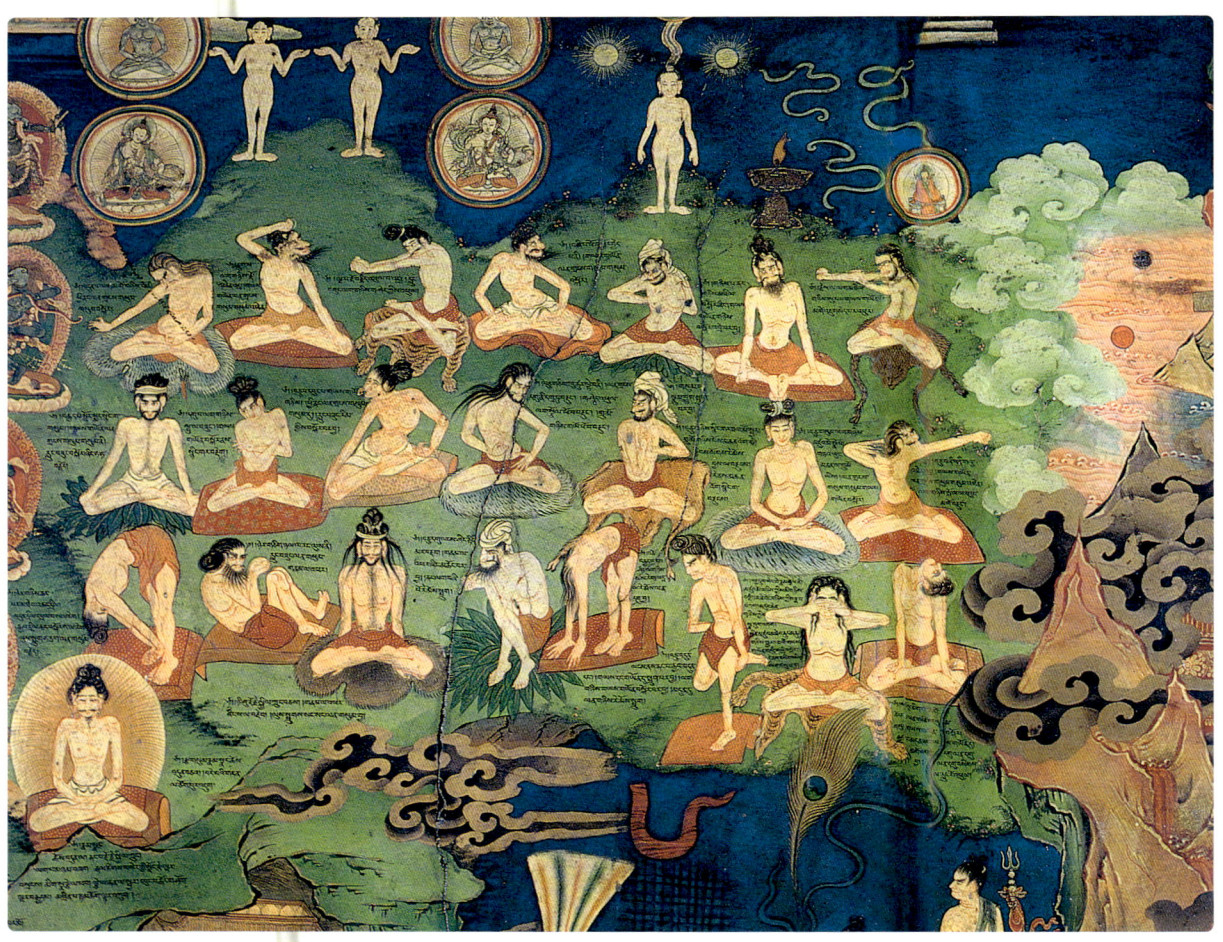

Eines der wunderschönen Wandgemälde im Lukhang-Tempel.

Zum ersten Mal bin ich auf diese Bewegungslehre in dem Buch »Der geheime Tempel von Tibet« gestoßen. In Lhasa, gegenüber dem Potala-Palast, der ehemaligen Winterresidenz von S. H. dem 14. Dalai Lama, liegt er verborgen. Inmitten eines Sees, auf einer kleiner Insel. Ein Tempel mit Namen Lukhang.

Hier sieht man auf unglaublich schönen Wandgemälden – in dem o. g. Buch zum ersten Mal abgebildet – Mönche, Yogis, die einen Teil der Übungen ausführen, die ein Mönch erst nach jahrelangem Praktizieren beherrscht. Selbst im alten Tibet waren diese Übungen nur wenigen auserwählten und geprüften Mönchen zugänglich.

Der Dalai Lama sagt: »Traditionell durften allein diejenigen, die sich durch jahrelanges Studium und Meditationen mit einem erfahrenen Lehrer bewährt hatten, in die Geheimnisse der auf diesen Bildern dargestellten Meditationspraxis des Yoga-Tantra eingeweiht werden.«
Tenzin Gyatso, das ist der Name des Dalai Lama, hat dies am 8. Oktober 1999 als Geleitwort zu dem Buch »Der geheime Tempel von Tibet« geschrieben.

Als ich diese Zeichnungen zum ersten Mal sah, war ich fasziniert, da sie im Gegensatz zu denen vieler anderer tibetischer Gompas noch sehr gut erhalten sind bzw. durch die Kulturrevolution auch noch nicht zerstört wurden.

Die wunderbaren Bilder im Kloster Lukhang zu erklären ist schwierig, denn fast immer handelt es sich um verschlüsselte Botschaften. Man muss die Symbolik kennen, um die dahinterliegende Bedeutung zu verstehen.

Schon am 29. Juli 1967 wurde in Rikon, Schweiz, der Grundstein für ein klösterliches Tibet-Institut gelegt, das bereits im November 1968 seiner Bestimmung übergeben werden konnte. Dieses Kloster dient u. a. auch dem Austausch von östlichem und westlichem Wissen (s. auch S. 45).

Ganz am Anfang dachte ich, dass diese Übungen etwas mit den fünf Tibetern zu tun hätten. Hier wurde ich jedoch von meinen tibetischen Freunden eines Besseren belehrt, denn diese Übungen kennt kein Tibeter. Nein, diese Übungen kommen aus den vier Linien des tibetischen Buddhismus. Es mussten einige Jahre vergehen, bis mich Tseten-La, eine tibetische Freundin, die ich in Wien kennengelernt habe, darauf aufmerksam machte, dass es in der Schweiz einen jungen tibetischen Mönch gibt, der dort einen Teil dieser Übungen lehrt.

Dieser Mönch nahm teil an der Generalversammlung des Vereins Tibeter Jugend Europas (VTJE), zu welcher ich als Gast geladen war. Ich erzählte Tseten-La, dass ich nach Ladakh reisen möchte, um tiefer in die Philosophie und Spiritualität des Yoga einzusteigen. Sie riet mir, vor meiner Reise noch Loten zu treffen, der tibetisches Yoga praktiziert. Ich bekam die Telefonnummer und den Rat: »Ruf ihn doch unbedingt an, bevor du nach Leh fährst.«

10 Tage später, am 27. April, sollte es losgehen.
Am 21. April war ich Gast bei einer Show der ARD in Ravensburg. Da diese Stadt nicht weit von der Schweizer Grenze entfernt ist, beschloss ich Loten anzurufen und zu fragen, ob ich ihn am nächsten Morgen noch schnell im Kloster besuchen könnte, um mich mit ihm über diese Übungen zu unterhalten. Ich erreichte ihn nicht persönlich, aber ich hinterließ auf seiner Mailbox die Bitte um Nachricht, ob er am nächsten Tag im Kloster wäre und ich vorbeikommen könnte. Er wiederum erreichte auch nur meine Mailbox und informierte mich darüber, dass er wegen eines Seminars über tibetisches Heilyoga in Ulm sei. Dort möge ich doch bitte vorbeikommen. Manchmal gibt es Dinge, die sollen so sein, wie sie sind. Ulm liegt auf meinem Weg nach Hause, nach München!

Am nächsten Morgen kam ich dann, leider verspätet,
in eine kleine, schon agierende Gruppe, in welche ich sofort
integriert wurde, um dort die fünf Grundübungen für die
Öffnung der fünf Elemente und die acht Übungen für die
Heilung der acht Befindlichkeiten zu lernen.

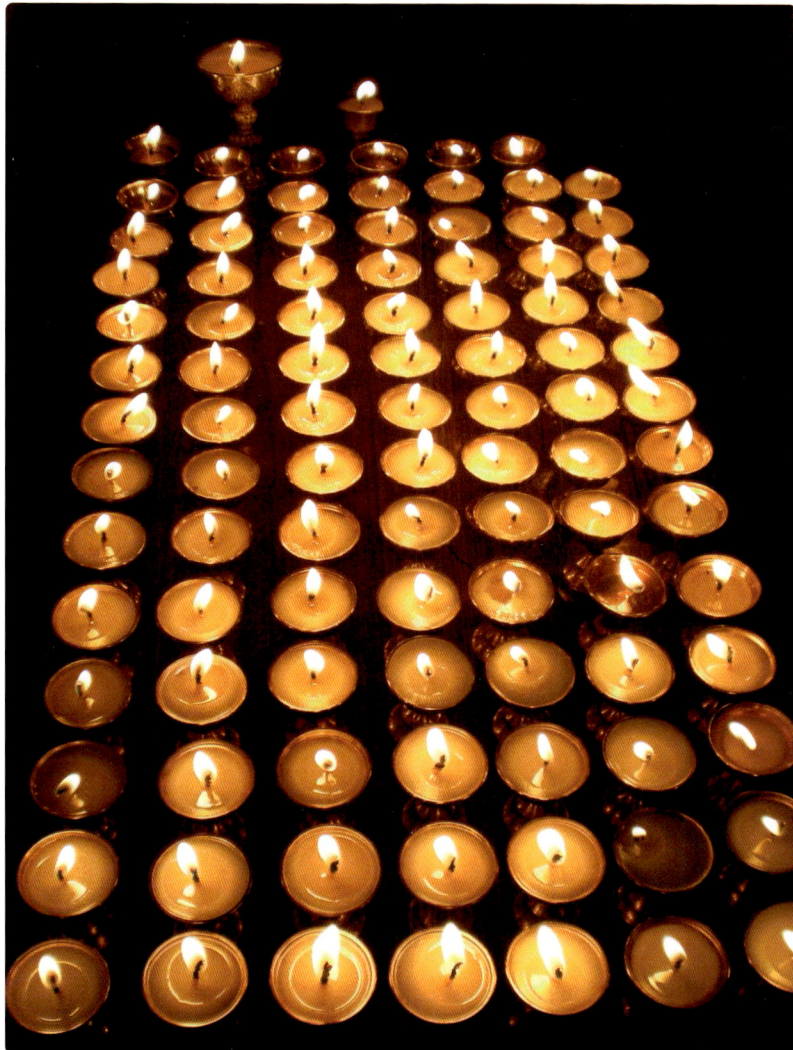

*In Tibet werden bei besonderen Anlässen auf jedem Altar Butterlampen –
Symbol der Weisheit – oft in großen Mengen, meistens 108, angezündet.
Es heißt, dass die Weisheit des Dharma die Unwissenheit so vertreibt, wie
das Licht der Butterlampe einen Raum erleuchtet. Diese hier sind von
Disket-Le angezündet worden – zur Feier Buddhas.*

*Es gibt Yogatechniken, mit
denen das System der Nadis
(Energiekanäle im mensch-
lichen Körper) aktiviert
werden soll. Sobald die
Lebensenergie ungehindert
durch diese feinen Bahnen
strömt, löst sich der Geist
vom Zellgewebe und ist zu
spontanen Erfahrungen in
der Lage.*

Sonntag 6. Mai 07 in Leh 644 20

Ich habe bereits meine Übungen gemacht. Teilweise war mir leicht schwindlig. Ich hatte den Atem gehalten. Danach habe ich meditiert. Doch meine Gedanken sind immer wieder davongeschweift, wie so oft im Leben. Es ist, als ob ein Zirkel, der mit den Gedanken wie mit einem unsichtbaren Faden verbunden ist, sie immer weiter nach außen zieht – etwas, das man beim Meditieren immer wieder bemerkt.

Hunger verspüre ich nicht richtig, es ist eher mein Kopf, es sind meine Gedanken, die mich von paradiesischen Gelagen träumen lassen. Shirin Pollo – Hähnchenschenkel aus dem Backofen, gewürzt mit Rosmarin, Thymian, Zimt, Pfeffer, Zitronen- oder Orangenschale ...

Wie groß ist doch die Versuchung, nach Hause zu fliegen, ein paar Freunde einzuladen und sich an den eigenen Herd zu stellen, zu kochen und dann gemütlich jeden Bissen bewusst zu genießen und zu spüren, wie es zu einem ange- nehmen Wohlgefühl im Magen kommt – ach ...

Nachdem ich bisher kein Kloster gefunden habe, das mir das Gefühl gab, dass ich dort bleiben sollte, bin ich heute ins Mahabodhi Meditation Centre gezogen. Meine Gastfamilie habe ich in Leh zurückgelassen. Disket-Le hat mir zum Abschied eine gute Reise gewünscht und mir eine Kata umge- hängt.

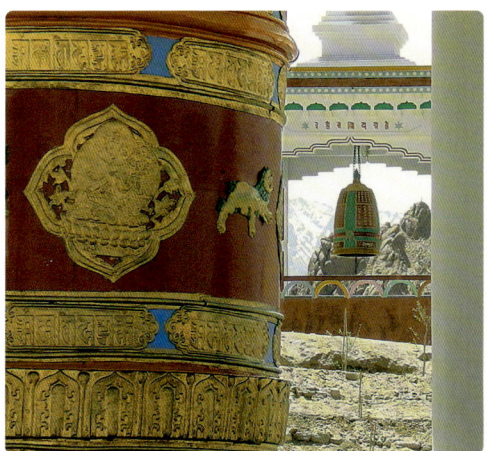

Eine farbige Gebetsmühle im Mahabodhi Meditation Centre. Im Hintergrund erkennbar ist die Friedensglocke.

Sie muss nächste Woche nach Nubra aufbrechen, so dass ich sie während dieser Reise wohl nicht mehr sehen werde – bestimmt aber in Erinnerung behalten werde.

Am Nachmittag

Die Nonnen hatten zum Lunch geladen. Mit dabei waren Vgn. Sanghasena und zwei deutsche Frauen, Claudia und ihre Mutter, die seit Jahren Mahabodhi unterstützen. Claudia ist hier, weil sie eine Untersuchung der gesellschaftlichen Veränderungen hier in Ladakh durchführt.

Das Essen sah toll aus – vor allem die Frühlingsrollen. Mit etwas Sojasauce und etwas Chili wäre das eine kulinarische Sensation für mich gewesen – auch ohne Fastensituation.

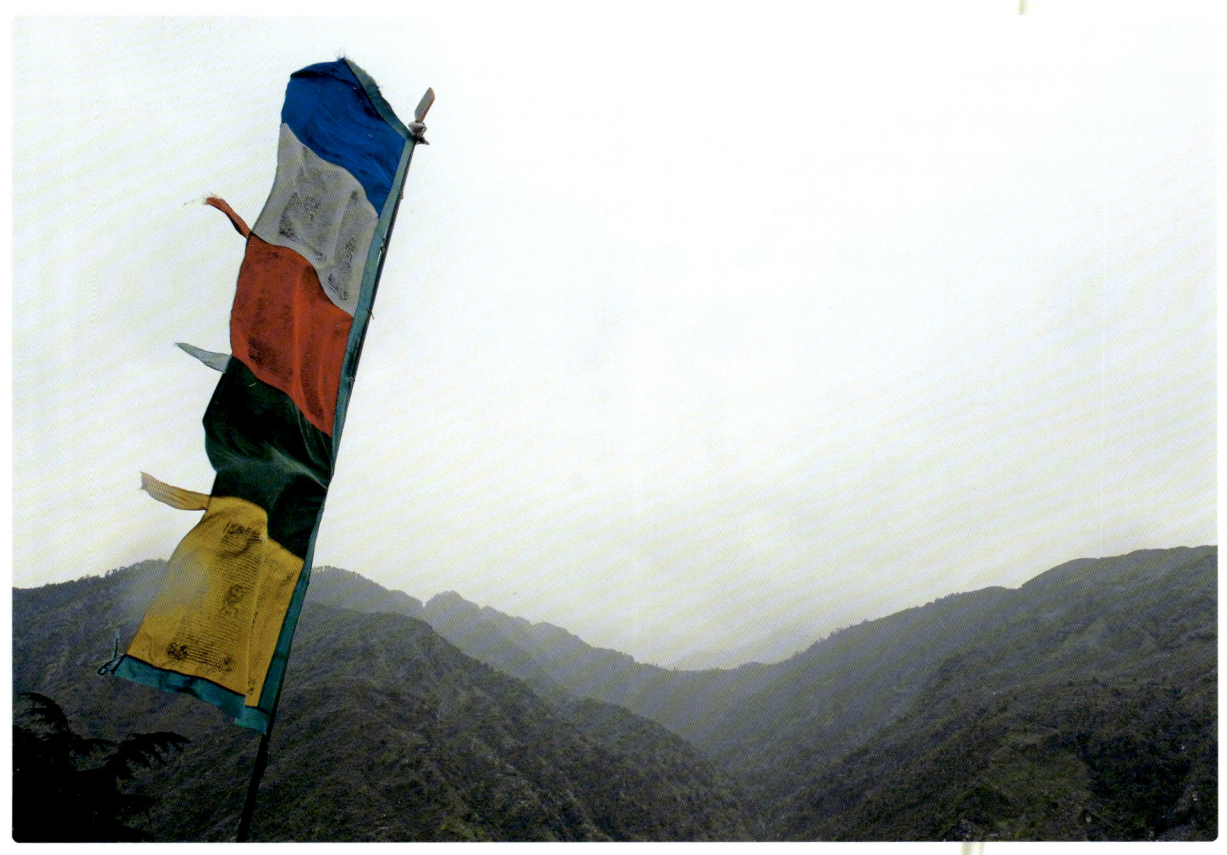

Tibetische Gebetsfahnen bei Dharamsala in Nordindien.

Montag, 7. Mai gegen 5 Uhr 50

Der frühe Morgen ist am schlimmsten. Mein Energielevel ist extrem niedrig – nachdem ich ein wenig heißes Wasser getrunken und die fünf Übungen gemacht habe, wird das besser.

Gestern war ein langer Tag. Am Nachmittag, um 16 Uhr, wurde für den Weltfrieden gebetet, anschließend gab es noch eine Einführung in die Meditation und hiernach Vorführungen der Schüler vom Campus und aus der nächsten Ortschaft.

Wir haben Lieder gesungen, die den Frieden, die Harmonie und die Liebe zum Inhalt hatten. Sanghasena sprach dann noch über das Paradoxon, dass es in den letzten eineinhalb Jahren so viele phantastische wissenschaftliche Entwicklungen und Erneuerungen zum Wohle der Menschen gegeben hat, die man auch nutzen sollte, dass die Menschen seelisch aber immer ärmer werden. Er meinte, Wissenschaft und Religionen sollten mehr Hand in Hand gehen – bei all der Konsumgier sollten Spiritualität, die Erde, die Menschen, die Tiere nicht vergessen werden.

Yoga bietet Praktiken, mit deren Hilfe man seinen Geist und seinen Körper formen kann gleich einer Tonmasse. Aber man sollte nicht nur den sportlichen Aspekt im Auge haben, sondern ebenso, dass vor allem auch die innere Formung des eigenen Ichs (Geist, Bewusstsein, Herz), zum Wohle für einen selbst, aber auch für andere geübt und angewendet werden sollte.

Heute Morgen habe ich einen kleinen Spaziergang zum Aussichtspunkt vom Mahabodhi gemacht. Wegen der Höhe von 3500 Metern und dem fünften Tag ohne Essen kam ich nur langsam voran. Der Ausblick hat sich dann aber gelohnt – man schaut weit über das Tal, den Indus, das Kloster und unzählige hohe Berge. Nach meiner Rückkehr nach etwa einer Stunde musste ich mich aber sofort hinlegen.

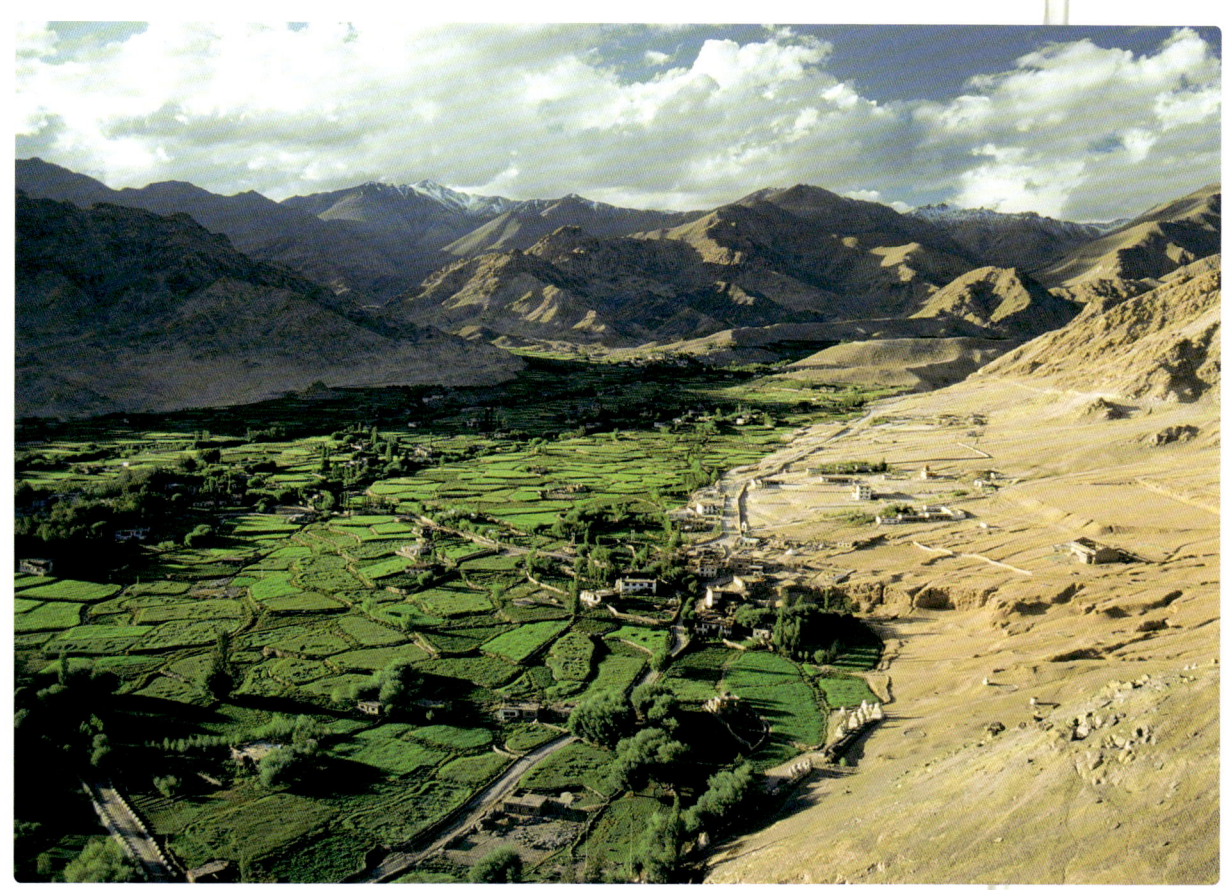

Dass ich den weiten Blick über das Tal vom Aussichtspunkt des Mahabodhi genossen habe, kann man bei diesem Bild sicher nachvollziehen.

Gegen 13 Uhr klopfte es: Ich möge doch bitte zum Essen kommen – nein, vielen Dank, aber heißes Wasser könnte ich gebrauchen. Heute Morgen habe ich bereits zwei Liter getrunken und bis heute Abend werden es wohl vier sein.

Ich bin noch leicht durcheinander. Gestern, am Sonntag, dachte ich, es wäre Samstag, und heute, am 7. Mai, hatte ich zum zweiten Mal den 6. Mai als Datum eingetragen. Es ist, als ob ein Tag fehlen würde. Issy war hier, um mich zu besuchen. Ich habe ihm erzählt, dass ich Donnerstag wieder anfangen würde zu essen, zur Mittagszeit bei Tashi, einer Tibeterin, die schon lange hier in Ladakh lebt (Sie hätten ihn strahlen sehen sollen).

Ich versuchte, den tibetischen Buchstaben AH nachzuzeichnen.

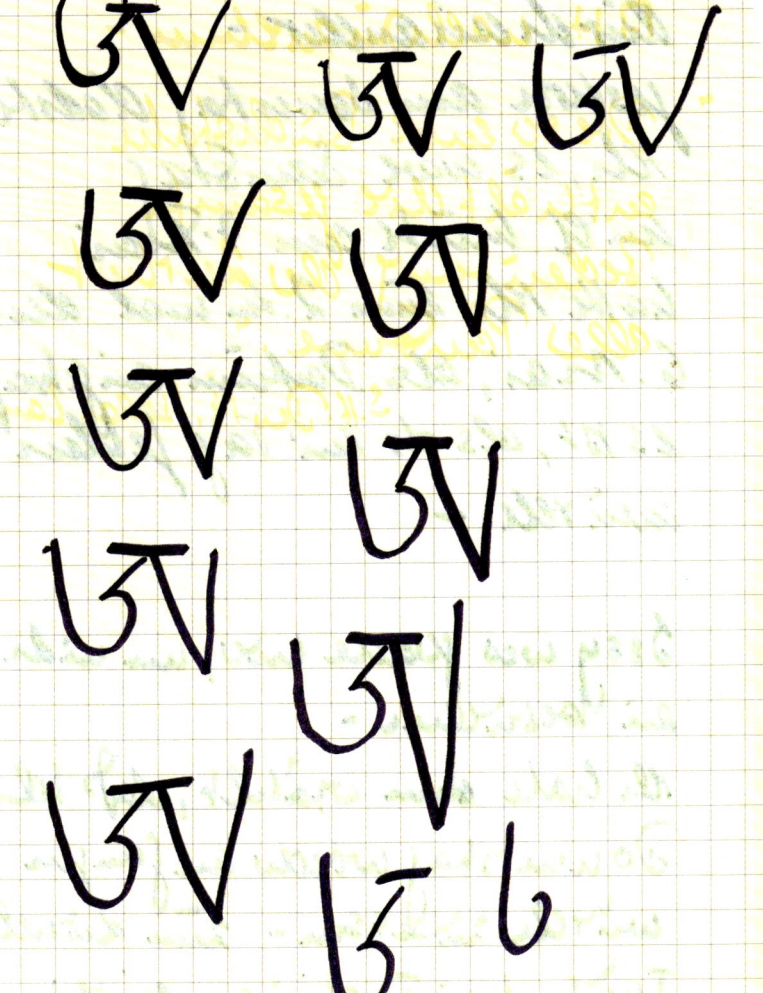

Dienstag, 8. Mai 07 5 Uhr 40
nach meinen Übungen

Die Sonne wird gleich aufgehen. Ich habe Lust auf Körner-
brot und Kräuter-Frischkäse und ausnahmsweise auch auf
Tomaten. Heute ist der 6. Tag des Fastens. Kein Essen, nur
Mineralien und Vitamin C. Trotz des Nichtessens habe ich
einen unangenehmen Geschmack im Mund. Eigentlich den
ganzen Tag über.

Bei den ersten Übungen wird mir immer leicht schwindlig –
und ich habe Probleme zu zählen. Zwischendurch schweifen
meine Gedanken immer wieder ab. Einer guten Freundin
geht es nicht gut und ich überlege, ob ich bereits morgen
wieder nach Deutschland zurückfliegen soll, um ihr zu helfen.
Sie hat zu viel um die Ohren, unter anderem drei Kinder, ein
Restaurant, sie kümmert sich um Bedürftige …

Ich habe mich entschlossen, schon Mittwoch wieder mit dem
Essen anzufangen. Zum Frühstück irgendwas, mal sehen, was
es im Mahabodhi so gibt. Da ich morgens immer schwächer
werde und glaube, heute Morgen leichte Nierenschmerzen zu
haben, dachte ich, es reicht, abgesehen von meinem Hunger.
Da hilft auch die Meditation nichts oder eine Yogaübung.
Vielleicht bin ich doch zu verwestlicht oder es fehlt mir der
Lehrer, der mir für das Fasten in dieser Höhe die richtigen
Übungen zeigt.

Zudem ist mir oft kalt, habe am ganzen Körper Gänsehaut.
Und meine Füße sind extrem kalt. Wenn ich zu Bett gehe,
habe ich trotz ein paar Socken und dicken Strümpfen Eis an
den Füßen. Während der letzten Tage habe ich viel gelesen,
geschlafen, meditiert und heißes Wasser getrunken. Beim
Studieren des Buches »Der geheime Tempel« fand ich einen

*Das Mahabodhi Internatio-
nal Meditation Centre
(MIMC) ist eine gemein-
nützige und politisch unab-
hängige Organisation, die
1986 gegründet wurde.
Zahlreiche humanitäre,
aber auch ökologische
Projekte werden vom
MIMC realisiert.*

wirkungsvollen Satz S. H. des 14. Dalai Lama, den ich mir immer vor der Meditation ins Gedächtnis gerufen habe: »Unerlässlich ist es, sich immer wieder vor Augen zu führen, dass unser Bewusstsein das Potenzial hat, sich unendlich zu erweitern.«

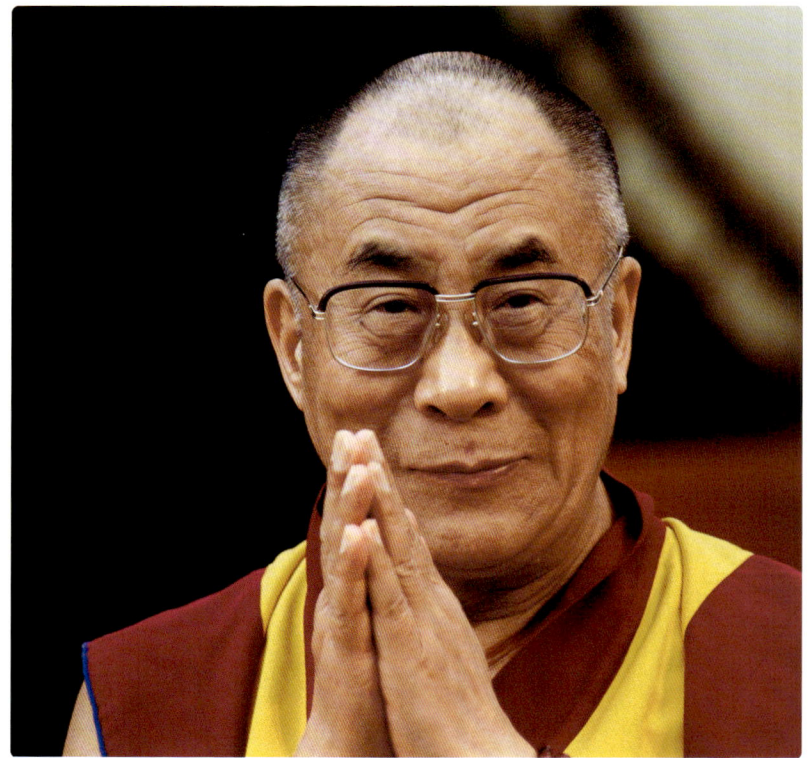

Der Dalai Lama bei seinem Besuch in Deutschland 2007.

Und einen Satz habe ich gefunden, den ich sehr treffend finde für alle suchenden Menschen, die nicht wissen, wohin sie sich wenden sollen, wie sie sich abkehren können vom eigenen Leid, inneren Leid, und wie sie aus dem Herumirren der Gedanken einen Ausweg finden können. Milarepa schrieb: »Andere mögen zum Kloster gehen und Lampen opfern. Ich folge dem Yogipfad und entzünde eine Butterlampe der angeborenen Seligkeit, die im Herzen wohnt.« 11. Jh. n. Chr.

Es ist 18 Uhr 40

Mein Gefühl sagt mir, ich muss noch einmal nach Trakthok.
Die Mönche führen dort noch ein Leben nach der ältesten
tibetischen Schule des Buddhismus, der Nyingmapa, der
»Lehre der Alten«. Sie ist die im 8. Jahrhundert nach Christus
entstandene nicht reformierte Schule des Buddhismus.
Sie vereinigt die ältesten buddhistischen Überlieferungen,
die von Padmasambhava und anderen Mönchen von Indien
nach Tibet gebracht wurden. Praktiziert und verwirklicht
werden soll die »Große Vollkommenheit« (Dzogchen) durch
die Verwertung der Tantra-Texte. Diese »Schule der alten
Übersetzung« des tibetischen Buddhismus ist immer
noch in Trakthok.

Im 8. Jh. n. Chr., als das erste buddhistische Kloster gebaut
wurde, rief König Trisong Detsen den berühmten tantrischen
Weisen Padmasambhava nach Tibet, um der »unzivilisierten
Geister Tibets Herr zu werden«. Padmasambhava hat in einer
Höhle, die dann später zu dem Kloster Trakthok ausgebaut
wurde, meditiert.

Buddhas Lehren werden in neun Fahrzeuge (Lehr- und Praxis-
systeme sind damit gemeint) unterteilt. Bei den Dzogchen
(»Große Vollkommenheit«) handelt es sich um den geheimen,
unübertroffenen Zyklus, die »innere Herzensessenz« des
neunten und höchsten Fahrzeugs des Tantra zur Erlan-
gung der Buddhaschaft in einem Leben.

Padmasambhava:
»Der aus dem Lotos Gebore-
ne« oder Guru Rinpoche
»Kostbarer Meister«.
Er ist der Gründer der
Nyingmaschule.

22 Uhr

Heute Abend hatten die jungen Mönche zum Abendessen geladen. Die meisten sind zwischen 10 und 12 Jahren. Ganz schüchtern und voller Respekt – mit ein paar auswendig gelernten englischen Sätzen – haben sie sich uns vorgestellt. Sie sind ehrfürchtig und müssen ein hartes Tagesprogramm absolvieren.

Normalerweise gehen sie um 22 Uhr zu Bett und um 5 Uhr 30 müssen sie für die Morgenandacht schon wieder aufstehen. Nur sieben Stunden Schlaf, anschließend Schule oder Teachings. Und auf die Frage, was sie später einmal mit ihrem Mönchsdasein anstellen wollen, sagen sie, sie möchten Dharma für die armen Leute unterrichten.

Heute habe ich natürlich nichts gegessen, aber morgen!!!

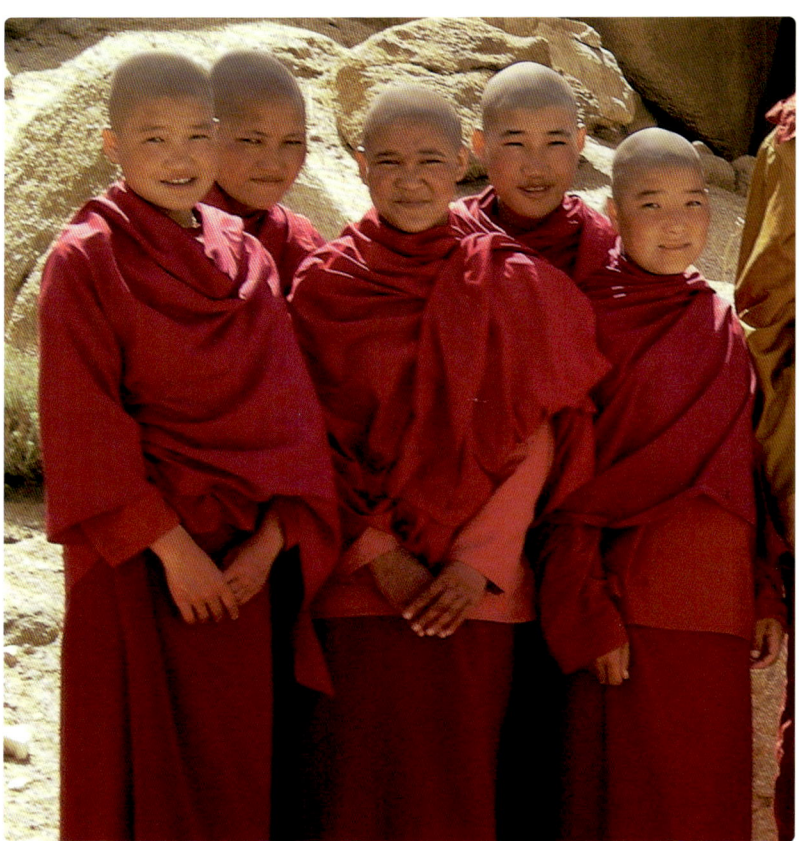

Auch die Kindermönche müssen einem streng strukturierten Tagesablauf folgen.

Mittwoch, 9. Mai 5 Uhr 55

Die Kinder sowie die kleinen Mönche singen noch »Om Mani Padme Hum«. Selbst durch die Wände der Punja, der Gebetshalle, kann man sie hören. Jeden Morgen kommen sie, immer in Reih und Glied, und auf dem Weg intonieren sie schon ...

Heute Nacht war mir extrem kalt und ich musste mir eine weitere Decke besorgen. Gestern Abend habe ich von »Essener Brot« geträumt, so dass meine Verdauungssäfte angefangen haben zu arbeiten, als ob ich es schon gegessen hätte und die ersten Stücke im Magen wären. Noch eine Stunde, dann gibt es Frühstück.

8 Uhr 45

Suppe mit kleinen Nudeln, ein wenig scharf – danach French Toast und ein wenig angebratenes Gemüse dazu ... lecker! Ich bin ganz aufgeregt und von innen heraus erwärmt. Ich hätte gerne noch weitergegessen, aber mein Magen sagte: Es reicht erst einmal.

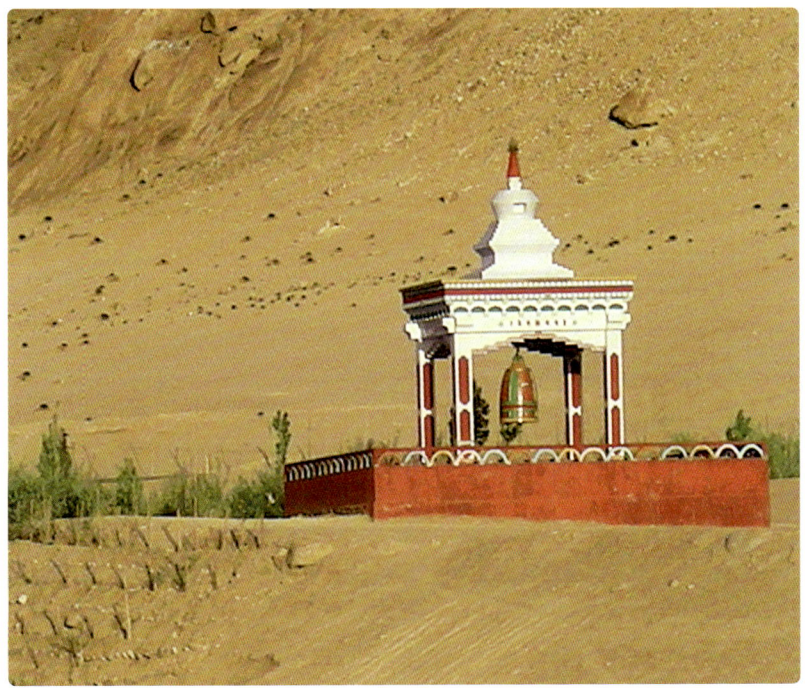

Diese Glocke ist Bestandteil des Mahabodhi-Friedenszentrums

Donnerstag 10. Mai '07

Wie sich das Leben durch das Essen doch wieder verändert. Die Nächte sind wärmer – man fühlt sich lebendiger, ist aber auch mehr abgelenkt. Aber vor allem merkt man, welches Essen einem wirklich Kraft gibt. Wenn man nur selten oder, wie ich in dieser Woche, gar nichts zu sich nimmt, ist die Sensibilität dafür natürlich viel höher.

Gestern Abend hatte ich noch ein langes Gespräch mit Sanghasena. Das Motto von Mahabodhi lautet: »Compassion in action« – die Lehren in die Tat umzusetzen, gleich dem Satz des Dalai Lama: »Die Meditation sollte die Grundlage für barmherziges Handeln sein – die Motivation des Meditierenden, sein universales Verantwortungsgefühl sollte sich in Taten niederschlagen.« Sanghasena lebt dies tausendprozentig.

Eine Geschichte, die Sanghasena mir erzählte, mochte ich sehr gerne: Gäbe es drei Lehrer für eine Gruppe von Menschen und der erste würde einem erzählen, welche Inkarnation man im letzten Leben gehabt hätte – König, Königin oder was auch immer – und der zweite würde einem die Zukunft darlegen als Paradies und eventuell sogar das nächste Leben als Dasein im Schlaraffenland und der Dritte aber nur das jetzige, das heutige, die Realität des eigenen, alltäglichen Lebens beschreiben – zu welchem dieser Lehrer würden wohl die wenigsten Menschen rennen?

Menschen hören einfach gerne Geschichten – vielleicht darüber, wie großartig sie im letzten Leben waren. Aber das einzig wirklich Existierende ist doch das Jetzt, das in der nächsten Sekunde bereits Vergangenheit ist ... und das natürlich auch kompliziert sein kann.

Der Leiter des Mahabodhi International Meditation Centre ist der buddhistische, aus Ladakh stammende Mönch Vgn. Bhikkhu Sanghasena.

Am Abend waren wir noch im »Girls Hostel« eingeladen – es gab diverse Vorführungen, woran auch junge Männer und alte tibetische Frauen teilnahmen. Die Jungs waren mit ihren Songs sehr, sehr gut – einer der jungen Männer hat eine sehr einnehmende Stimme, ganz im Gegensatz zu drei älteren Damen, die einen klassischen Song interpretierten, und einem ganz jungen Mädchen, das einfach drauflos sang.

Später waren wir auch noch einmal bei Padmasambhava im Kloster Trakthok – leider war es geschlossen – und sind dann zum nächsten Kloster gelaufen, wo der bereits erwähnte Film »Samsara« gedreht wurde. Auch hier wird Padmasambhava verehrt – in der Gebetshalle sind nicht nur acht verschiedene Formen seiner Inkarnation, sondern auch viele tantrische Wandgemälde zu sehen.

Zum Mahabodhi Centre gehört ein Mädcheninternat, das »Girls Hostel«, in dem Waisen oder arme Kinder eine Ausbildung bekommen.

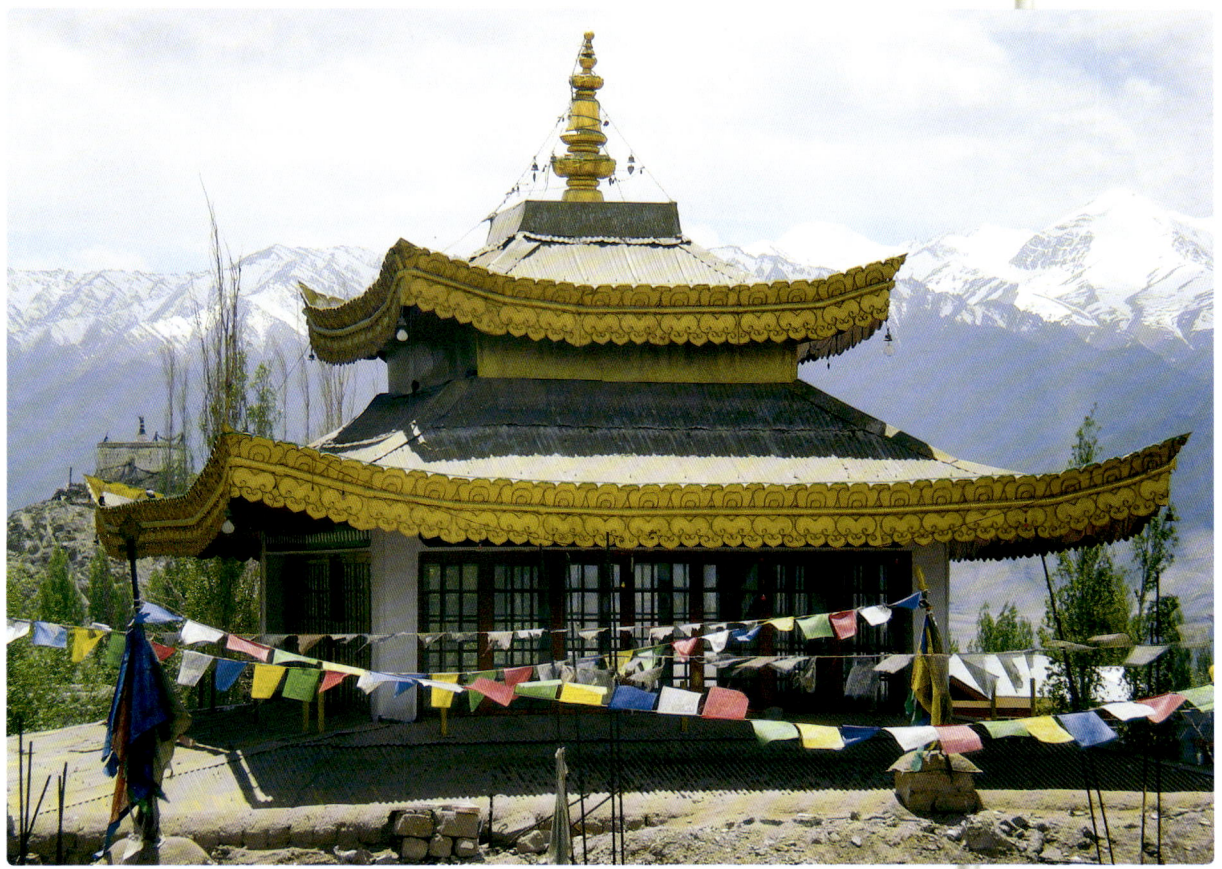

Teil eines Klosters in Leh, mitten in der Stadt, von einem erhöhten Standpunkt aus aufgenommen.

Freitag, 11. Mai 07 Delhi

Heute morgen bin ich nach Delhi aufgebrochen, weil ich ein Yogazentrum aufsuchen wollte. Gestern Abend wurde ich offiziell verabschiedet, mit der Hoffnung, dass wir mit Mahabodhi in Kontakt bleiben und eventuell eine gemeinsame Basis zur Zusammenarbeit finden.

Bei der Gelegenheit bekam ich eine kleine goldene Buddhastatue, einen »Mahabodhi-Teller« und eine der vielen Katas, die einem traditionellerweise beim Abschied von Ladakh übergeben werden.

Jetzt sitze ich in einer anderen Welt, im luxuriösen Hotel Taj Mahal, und habe bereits die Vorspeise unseres vegetarischen Tahins genossen – Sensation!

Nach dieser ereignisreichen Reise wünschte ich mir, dass ich die Einfachheit des Lebens, die Menschlichkeit, die ich erlebt habe, das Sich-nicht-verstellen-Müssen, die Innerlichkeit, die ich dort gefunden habe, beibehalten könnte, dass die innere Energiequelle weitersprudelt. Egal, welchen Umständen man ausgesetzt ist, muss oder sollte man sich so verhalten, dass es sich nicht gegen das eigene Ich richtet. Ich weiß, dass das leicht geschrieben, aber schwer umzusetzen ist.

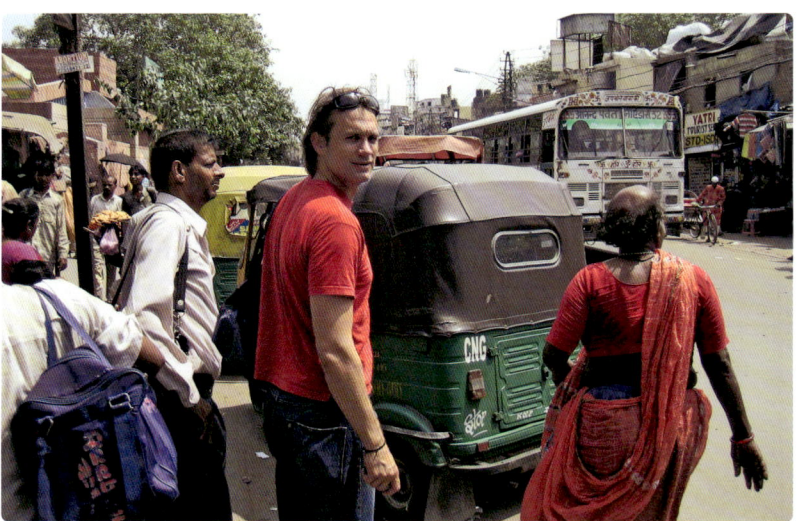

Mitten im verkehrsreichen, quirligen Alt-Delhi warte ich auf einen Bus, auf dem Weg zu den Tibetern.

Samstag, 12. Mai -07

Herausfinden, was hinter dem Vorhang der Erziehung liegt, dem angelernten Verhalten, was mein ursprüngliches, in mir angelegtes Ich, was das ist, was uns mit allem verbindet ...

Yoga hilft mir, die Wurzeln nicht zu vergessen, hilft, die inneren Kanäle zu öffnen, damit das Chi besser fließen kann, der Geist Raum und der Körper mehr Energie gewinnt.

Leider hat mich wieder etwas »erwischt« und ich muss die meiste Zeit auf der Toilette verbringen.Darum habe ich beschlossen, nach Hause zu fliegen. Vorher werde ich aber noch zu den Tibetern hier in Delhi gehen, die unter schwierigsten Bedingungen versuchen, ein neues Leben zu beginnen – Padmasambhava ging vor hunderten von Jahren nach Tibet, um die Dzogchen-Übungen dem damaligen König beizubringen, jetzt kommen Scharen von Tibetern nach Indien, um hier als Flüchtlinge Schutz zu suchen. Allen voran in den fünfziger Jahren der Dalai Lama, der nun hier – von seinem Exil aus – gleich einem Padmasambhava, Lehren in die Welt sendet ...

Montag 14. Mai

Sitze in der Maschine einer deutschen Fluggesellschaft und habe gerade Schwarzbrot gegessen – lecker!
Der Geist ist willig, aber ...

Was ich auch ganz wichtig finde: »Adjusting your brain to hear what your heart already knows.« (Den Verstand dazu bringen, das zu hören, was das Herz schon weiß.)

RESÜMEE

Als ich das Angebot bekam, dieses Buch zu schreiben, hatte ich Skrupel. Denn ich bin kein Yogalehrer, trotz der vielen Jahre, die ich Yoga täglich ausübe, trotz der Mitwirkung an zwei erfolgreichen Yoga-DVDs (mit der Lehrerin Claudia Suermann). Mich hat dann der Gedanke überzeugt, dass ich mit diesem Buch die Möglichkeit bekomme, Ihnen meine ganz persönliche Einstellung zum Yoga zu vermitteln, dass nämlich der allmähliche Weg das Wichtigste ist.

Die Philosophie

Wie schon im Vorwort erwähnt, habe ich seit frühester Jugend ein Faible für diese Gedankenwelt, als ich Judo unterrichtete, und im TV die Serie Kung Fu lief, in der ein alter Meister den jungen Schülern philosophische Weisheiten mit auf den Weg gab. Und mit 20 erkannte ich, dass Werte ohne Bedeutung sind, wenn man sie nicht lebt. Hinzu kam die Einsicht, dass zu der Erkenntnis, um was es im Leben geht, auch noch Gesundheit gehört, um es zu genießen. Und dass man die Yoga-Theorie wirklich leben und umsetzen kann. Und dass man spürt, wie die Gedanken und die Übungen eine Wirkung auf den Körper, den Geist und die Gesundheit haben. Meine Fragen, wie ich mich von den Mustern, die mir anerzogen wurden, befreien kann, wer ich wirklich bin, wie ich meine Träume verwirklichen und mein eigenes Leben leben kann, lassen sich beantworten.

Die vielen Möglichkeiten

Yoga ist auch eine Schulung des eigenen Lebens und des Lebens mit anderen. Ein Samen, den man sät für ein langes, glückliches Leben. Glück ist oft eine Einstellungsfrage, die es

Wenn einer nicht das Unverhoffte erhofft, wird es ihm nicht gelingen, es zu finden.
Denn unerforschlich ist der Weg.
Heraklit

zu schulen gilt. Die Muskeln zu stärken, den Körper beweglich und flexibel zu machen, die Bänder und Sehnen zu dehnen ist für mich natürlich ein wichtiger Aspekt bei der Ausübung von Yoga. Mindestens ebenso wichtig ist mir, dass die Übungen mir helfen, ruhiger und ausgeglichener und ein mitfühlendes Wesen zu werden, Stress gelassen hinzunehmen und nicht mehr mit heftigen Rückenschmerzen darauf zu reagieren.

Platz ist in der kleinsten Hütte

Da ich drei Viertel des Jahres auf Reisen bin, bot Yoga einen weiteren Vorteil, denn man braucht nicht viel Raum dafür. Nur so viel, dass man sich mit nach oben und zur Seite ausgestreckten Armen bewegen kann. Deshalb ist es mir möglich, jeden Morgen, wo ich auch bin, 10 bis 15 Minuten meiner knappen Zeit abzuzwacken und den Sonnengruß zu machen.

Der eigene Rhythmus ist wichtig

Es kommt nicht auf Schnelligkeit, sondern auf den eigenen Rhythmus an. Kein Lehrer hetzt Sie, keine Gruppe fordert Sie zu Leistungen heraus, nur Sie allein entscheiden, in welchem Tempo und Takt Sie die Übungen machen. Wichtig ist das Zusammenspiel von Bewegung und Atmung, wann Sie atmen, wie Sie atmen. Praktizieren Sie Yoga jeden Tag, ganz regelmäßig. Zehn Minuten reichen vollkommen, um Ihnen Wohlbefinden zu vermitteln. Diese wenigen Minuten werden Ihnen viel Zeit ersparen, da Sie richtig leben und sich nicht mit Krankheiten herumschlagen müssen.

Lassen Sie sich Zeit dabei – das Nirvana ist nicht auf dem Highway zu erreichen.

Was ein Mensch aus seinen Anlagen macht, ob er sie allseitig entwickelt oder brachliegen und verkümmern lässt, das gibt die entscheidenden Unterschiede zwischen den Menschen.

Konfuzius

Auf dieser Seite zeige ich Ihnen eine
Zusammenstellung verschiedener Bilder,
die ich auf meinen Reisen in Indien, insbesondere Ladakh, gemacht habe.
Weil mich die Probleme Tibets so sehr
beschäftigen, ist es mir wichtig, hier auch
Bilder aus diesem Land zu zeigen.

Butterlampen

Mönch mit einer Schriftrolle

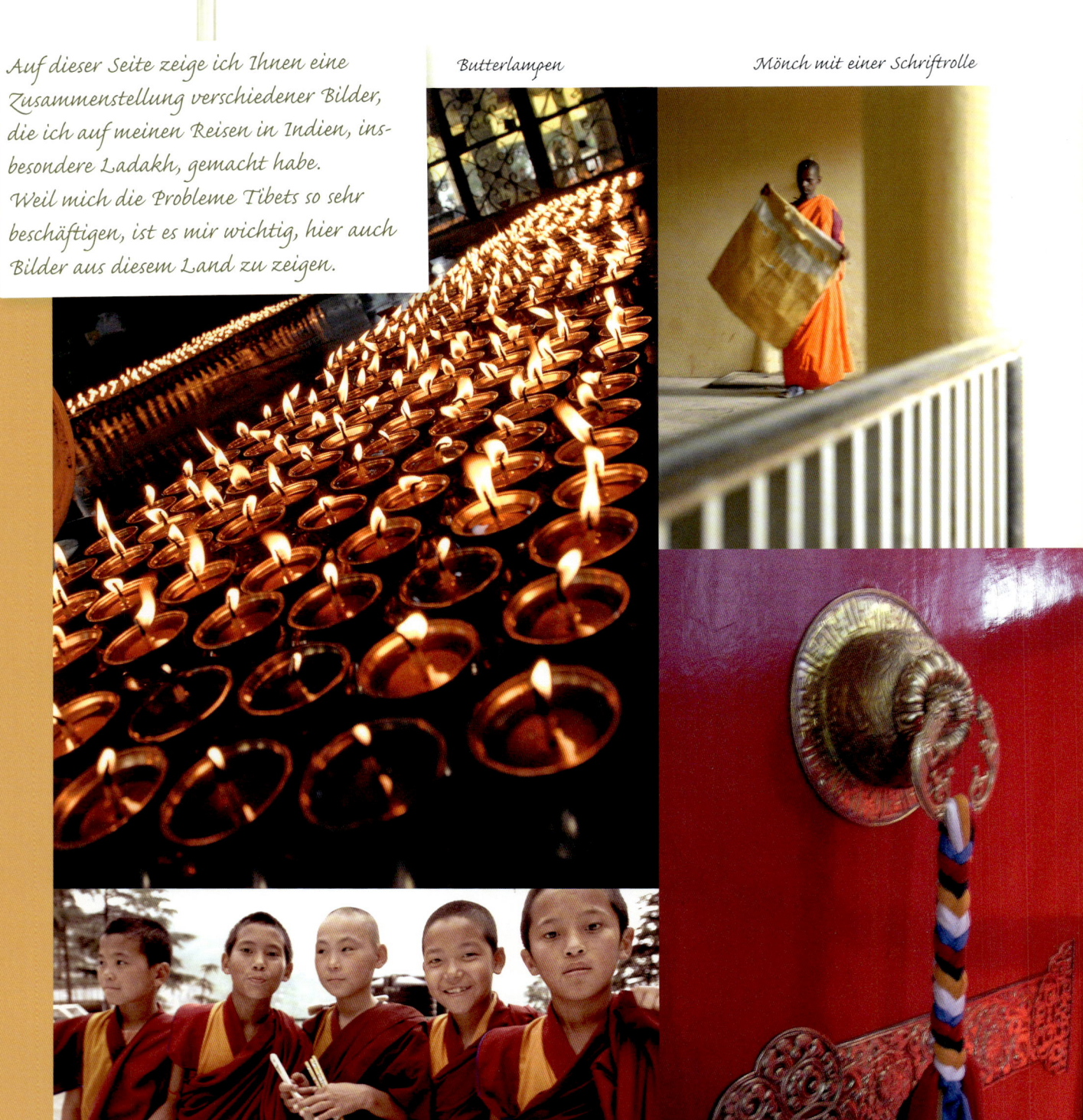

Tibetische Kindermönche aus dem Namgyal-Kloster

Verzierung an einer tibetischen Tür

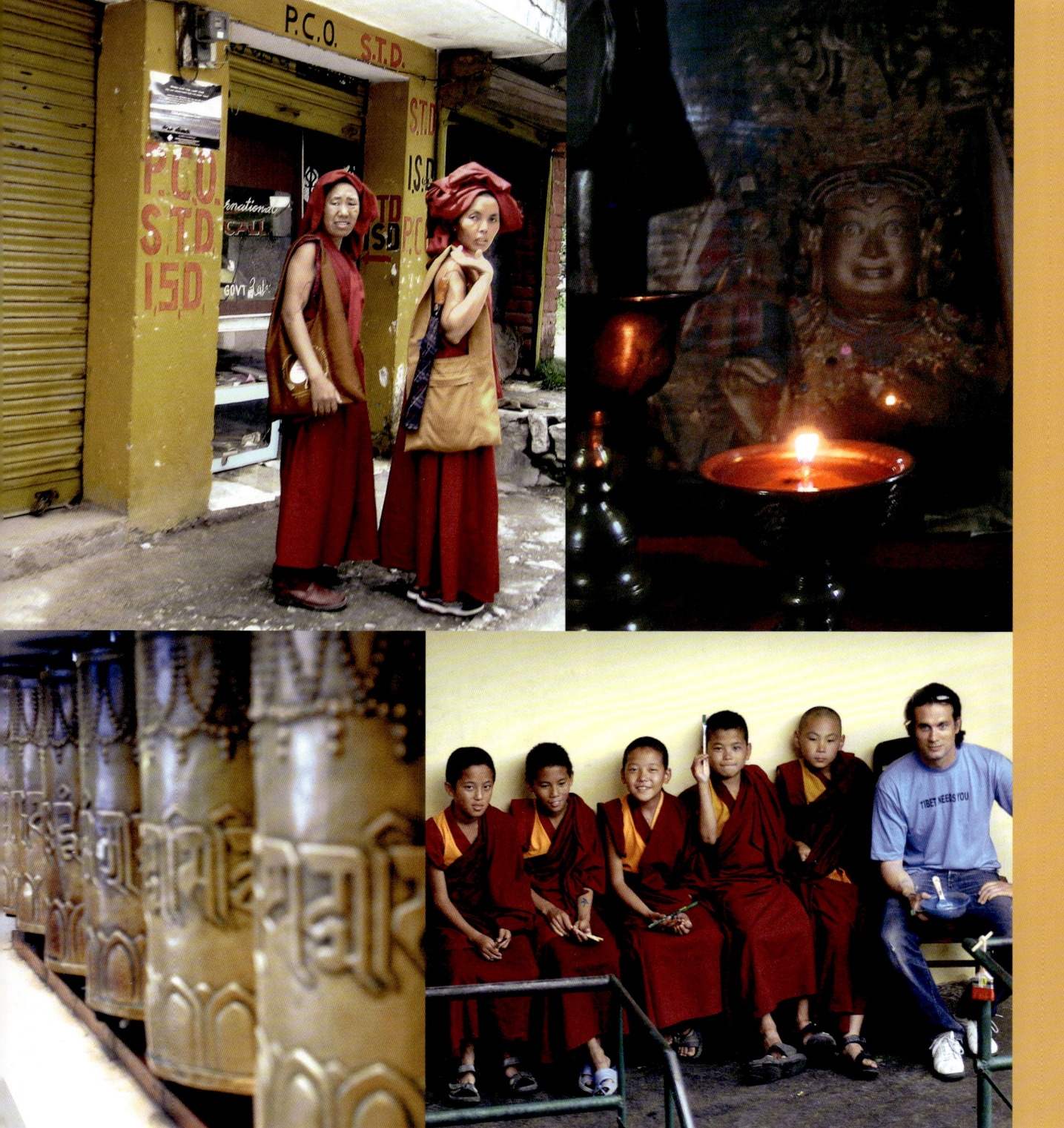

Tibetische Gebetsmühlen   *Tibetische Kindermönche, mit denen ich fotografiert werde wollte.*

WAS IST LU JONG?

Bei Lu Jong, wovon ich in meinem Tagebuch öfter spreche, handelt es sich um ein jahrtausendealtes Heilungssystem der Tibeter, das den Einfluss der fünf Elemente Wasser, Erde, Feuer, Wind und Raum berücksichtigt und der Gesundheit von Körper und Geist dient.

Gestörtes Gleichgewicht

Tibetische Heiler gehen davon aus, dass bei einem kranken Menschen der Energiefluss und das Gleichgewicht der fünf Elemente gestört ist und Blockaden entstanden sind, die durch bestimmte Bewegungen aufgelöst werden und den Gesundheitsprozess beschleunigen können. Auch der Geist muss geheilt und von negativen Gedanken befreit werden. Das führt zu mehr Lebensfreude und Gelassenheit, was wiederum der Gesundheit dient. Denn wer frei ist von Hass- und Neidgefühlen, kann nicht im wahrsten Sinn des Wortes davon »zerfressen« werden.

Poetische Namen

Die Namen dieser eher einfachen Übungen, wie beispielsweise »Wildgans, die Wasser trinkt« oder »Falke, der sich im Wind dreht« gehen zurück auf die Beobachtung von Tieren in bestimmten Situationen und deren natürliche Bewegungen, die im Einklang mit der Natur ablaufen.

»Lu« bedeutet Körper und »Jong« Übung, »Lo« dagegen Geist. Issy, mein Begleiter in Ladakh, hatte auf meine Frage, ob er einen Lehrer kenne, der Lu Jong unterrichte, immer geantwortet, dass er diese Übungen nicht kenne. Eines Tages sagte er mit strahlendem Gesicht, dass er jemanden dafür gefunden hätte. Wir trafen uns in einem Café mit Tashi, einem tibetischen Mönch – wie sich jedoch schnell herausstellte, handelte es sich bei seinen Übungen um Lo-Jong-Übungen für den Geist und nicht um Lu Jong. Das Missverständnis entstand durch meine falsche Aussprache.

FÜNF GRUNDÜBUNGEN FÜR DIE ÖFFNUNG DER FÜNF ELEMENTE

Diese Übungen haben mir während meines Unwohlseins in Ladakh sehr geholfen, weshalb ich sie hier beschreiben möchte. Die beste Zeit zum Üben ist der frühe Morgen oder späte Abend. Jede Übung wird siebenmal durchgeführt, danach sollte man dreimal tief durch die Nase ein- und aus dem Mund wieder ausatmen. Und zwar fast stoßend, mit einem »HA«-Laut verbunden!!!

WILDGANS, DIE WASSER TRINKT

Diese Übung öffnet das Element Raum und soll u. a. bei Gallen- und Blutkrankheiten helfen.

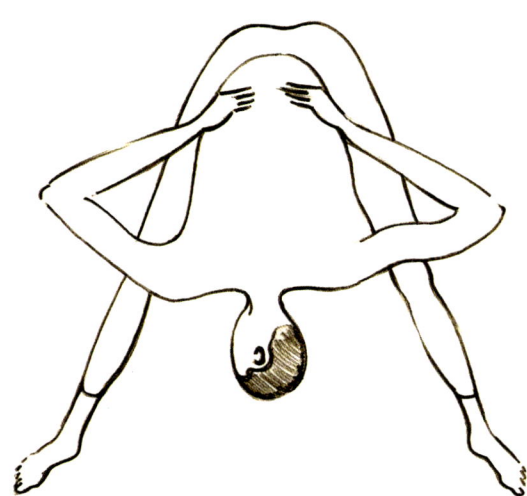

Gerade stehen und die Beine grätschen. Die Arme anwinkeln und mit den Händen die Taille so umfassen, dass die Finger hinten und die Daumen vorn liegen. Den Oberkörper so weit wie möglich nach vorn beugen. Mit geradem Rücken wieder aufrichten und den Oberkörper nach hinten beugen, ebenfalls so weit wie möglich.

Diese Vorwärts-Rückwärts-Beugung siebenmal durchführen, dabei langsam aus- und einatmen.

Die tibetische, mehr als 8000 Jahre alte Bewegungslehre Lu Jong wird noch heute von erfahrenen Meistern an besonders begabte Schüler mündlich weitergegeben.

YAK, DER SEINEN KOPF SCHWINGT

Hitze-Krankheiten (z. B. Verdauungsbeschwerden) können durch diese Übung gebessert werden. Sie öffnet den Kanal des Erd-Elements.

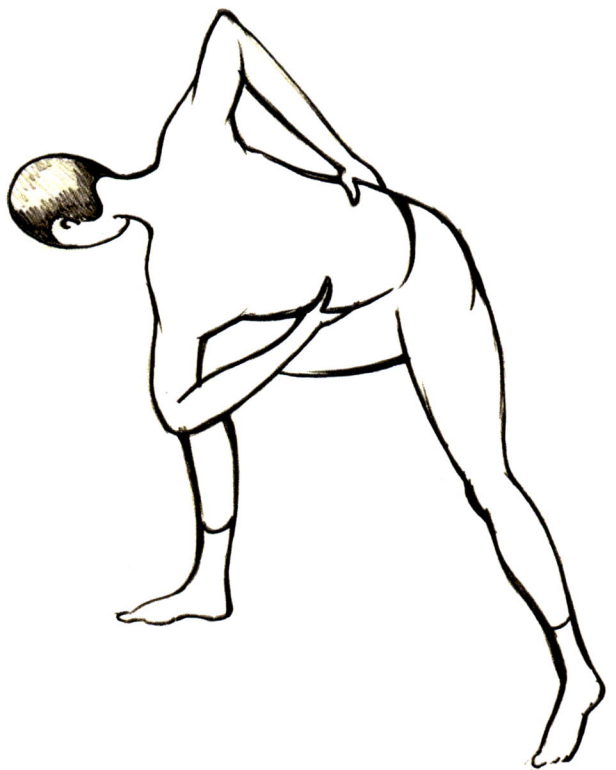

Aufrecht stehen, die Beine sind gegrätscht, die Füße zeigen nach außen. Die Arme anwinkeln und die Hände so um die Taille legen, dass die Daumen hinten liegen, die Ellbogen nach hinten ziehen. Mit gestrecktem Rücken den Oberkörper nach vorn rechts drehen, das rechte Bein anbeugen (das linke bleibt gestreckt) und die linke Schulter Richtung rechtes Knie ziehen – Könner berühren mit der Schulter das Knie. Mit gestrecktem Rücken in die Ausgangsstellung zurückkommen. Die Drehung dann zur linken Seite hin ausführen.

Wieder siebenmal nacheinander ausführen und danach mehrmals tief ein- und ausatmen.

WILDPFERD, DAS SICH SCHLAFEN LEGT

Durch diese Übung wird der Kanal des Wind-Elements aktiviert. Gallenbeschwerden können sich bessern.

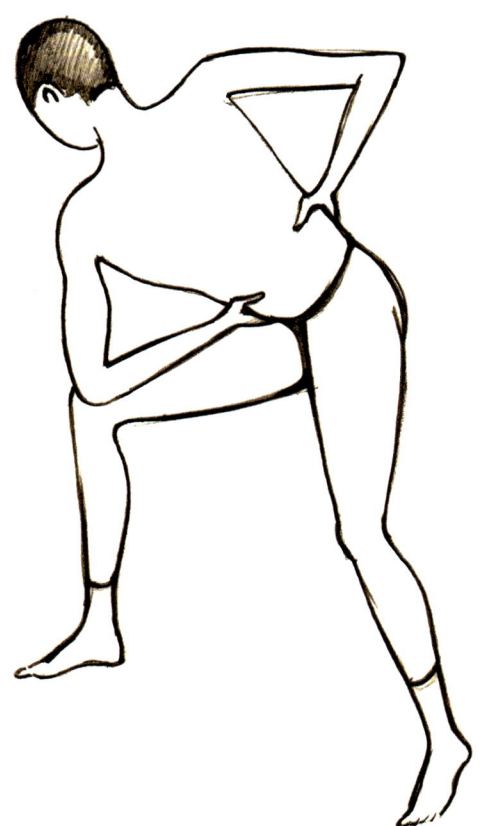

Aufrecht stehen, die Beine sind gegrätscht, die Füße zeigen nach außen. Die Arme anwinkeln, die Ellbogen nach außen drehen. Die Taille so umfassen, dass die Daumen hinten liegen. Den Oberkörper mit geradem Rücken nach rechts drehen, das rechte Bein beugen, und mit dem linken Ellbogen das rechte Knie berühren.

Dann wieder in die Ausgangsstellung zurückkehren.
Die Drehung nun nach links drehend ausführen.

FALKE, DER SICH IM WIND DREHT

Der Kanal des Feuer-Elements wird durch diese Übung geöffnet. Sie hilft, Hitze-Krankheiten zu lindern.

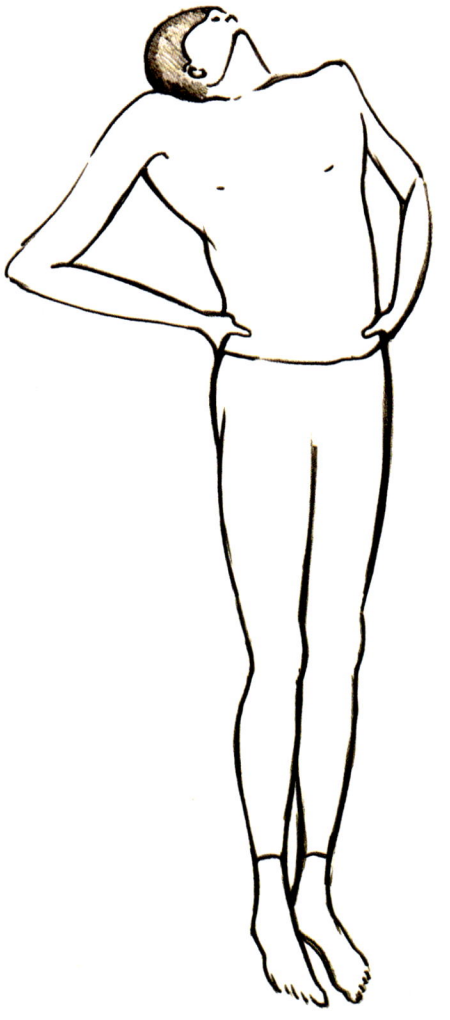

Aufrecht mit geraden Beinen stehen, die Füße berühren sich. Mit den Händen die Taille so umfassen, dass die Daumen vorn, die Finger hinten liegen. Mit den Händen die Lendenwirbelsäule stabilisieren. Beugen Sie nun den Oberkörper von der Hüfte aus gerade nach vorne. Gehen Sie so weit nach unten, wie es Ihr Körper zulässt. Kommen Sie langsam und mit geradem Rücken wieder nach oben und stehen Sie einen Moment lang aufrecht. Jetzt den Oberkörper mit geradem Rücken weit nach hinten beugen, ohne ins Hohlkreuz zu gehen. Die Stellung einige Atemzüge lang halten. Langsam wieder in die aufrechte Haltung zurückkehren.

Diese Übung wieder siebenmal ausführen und anschließend dreimal tief ein- und ausatmen.

WIE SICH EIN NEUER BERG ERHEBT

Der Kanal des Wasser-Elements wird durch diese Übung geöffnet. Sie kann Schleim- und Kälte-Krankheiten beheben.

Aufrecht stehen, die Beine berühren sich, der Oberkörper ist gestreckt. Beide Arme mit den Handflächen zueinander nach vorn strecken.
Den rechten Unterarm unter den linken Unterarm schieben, die Handfläche drehen und die linke Hand umfassen. In dieser Haltung die Arme so weit wie möglich nach oben strecken und etwas nach hinten ziehen, der Oberkörper bleibt gerade.
Die Arme wieder vor den Körper sinken lassen und die Übung wiederholen, jetzt umfasst die linke Hand die rechte und in dieser Haltung werden die Arme weit über den Kopf gestreckt.

Wieder siebenmal mit anschließender Atemübung ausführen.

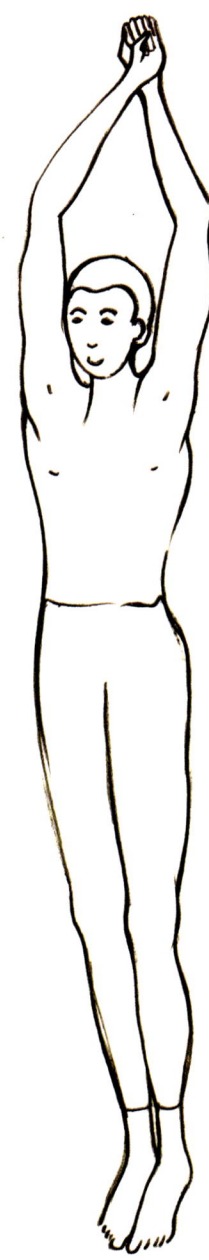

DIE ACHT ÜBUNGEN FÜR DIE HEILUNG DER ACHT BEFINDLICHKEITEN

DEN OZEAN BEWEGEN

Diese eine Übung aus den »Acht Befindlichkeiten« hilft vor allem bei Problemen mit der Verdauung.

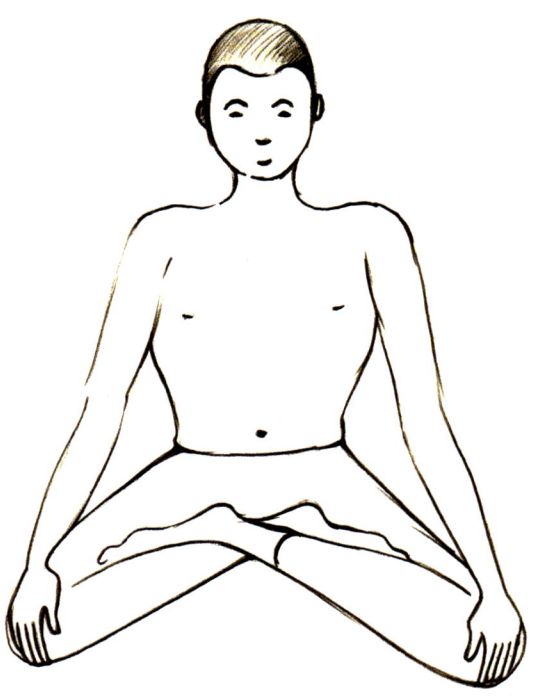

Eine bequeme Sitzhaltung einnehmen (s. S. 129). Mit der rechten Hand das rechte Knie, mit der linken das linke umfassen. Der Oberkörper ist ganz aufrecht. Nun »den Magen drehen«. Das geht, indem man sich ganz auf das Organ konzentriert und den Oberkörper aus der Taille heraus dreimal nach rechts und dreimal nach links dreht. Versuchen Sie, den Magen innerlich hochzuziehen und festzuhalten. Dann wieder wie beschrieben atmen.

KLOSTER RIKON SCHWEIZ

Wenn Sie diese tibetische Form des Yoga interessiert, dann empfehle ich Ihnen den Lehrer Loten Dahortsang, der im Kloster Rikon in der Schweiz lebt und wieder Einführungskurse in Lu Jong gibt. Schauen Sie einfach auf die Homepage des Klosters, wann Kurse angeboten werden.

Schweizer engagierten sich für dieses geschundene Volk im fernen Asien und brachten die Mittel auf für den Bau eines Klosters, in dem die Vertriebenen eine neue Heimat finden konnten.

Uraltes Wissen

Tibetische Mönche, die als Eremiten in den Bergen lebten, hatten diese spezifischen Körperübungen – Lu Jong – entwickelt, mit denen Körper und Seele geheilt werden konnten. Loten Dahortsang beherrscht dieses Wissen.

Exil für Tibeter

Eines der wichtigsten Zentren für die Exiltibeter ist das klösterliche Tibet-Institut in Rikon, das 1968 von Schweizern gegründet wurde. Zu den vordringlichsten Aufgaben des Instituts gehört die Bewahrung der tibetischen Tradition.

Seelsorge und Tradition

Für S. H. den 14. Dalai Lama hat das Kloster in Rikon einen großen Stellenwert. Zur Einweihung wurde ihm die Einreise verweigert, aber an der Feier des 30. Jahrestages seiner Gründung konnte er 1998 persönlich teilnehmen. Die heute dort lebenden Mönche kümmern sich vor allem um die Seelsorge ihrer tibetischen Landsleute.

MEIN WEG

ZUM YOGA

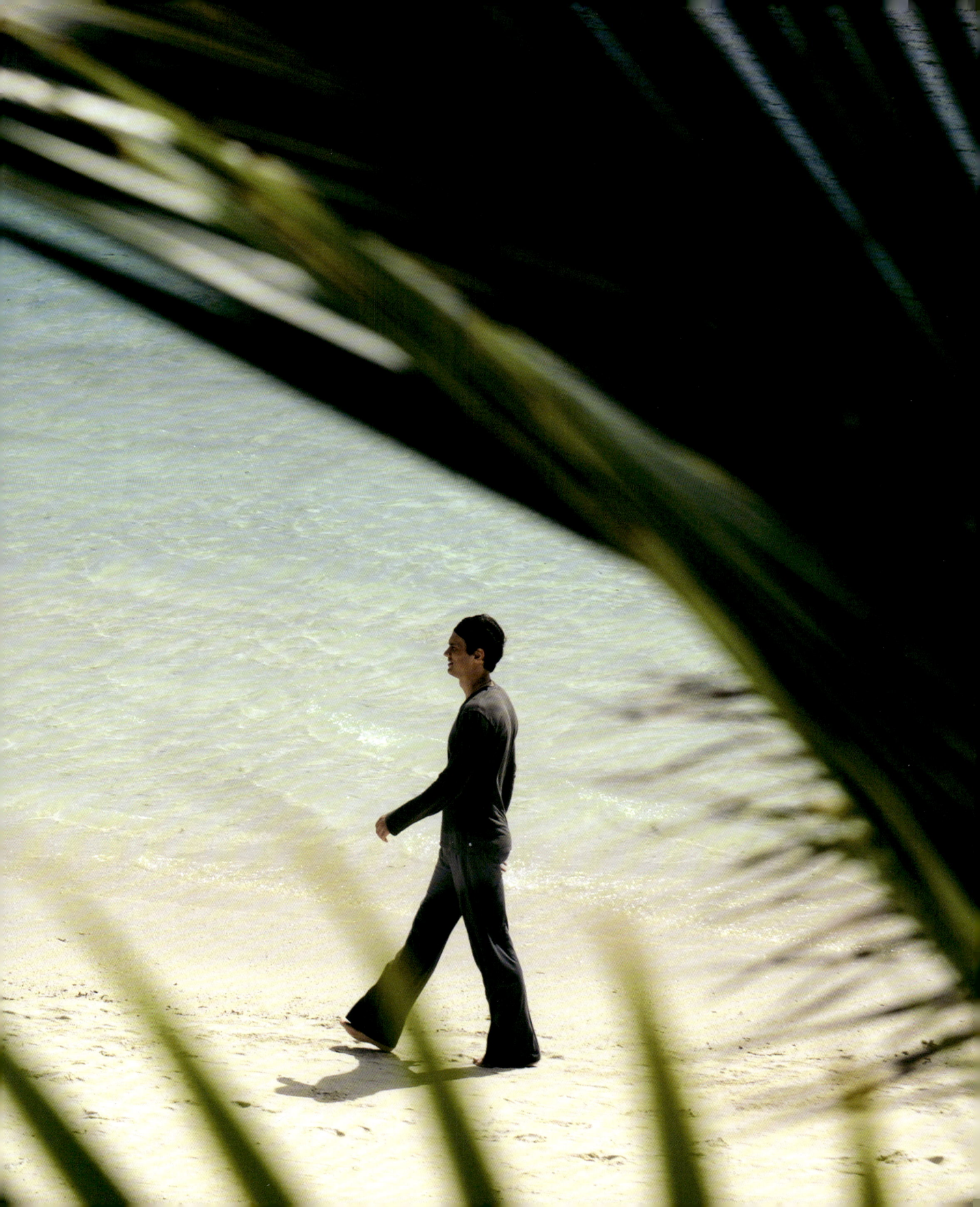

DIE SUCHE NACH MEHR

Asiatische Bewegungsformen haben mich schon als Kind fasziniert, mir gefielen die fließenden, harmonischen und entspannenden Übungsabläufe. Immer häufiger fällt mir auf, wie selbstverständlich Kinder sich bewegen und wie schade es ist, dass diese Harmonie von Körper und Geist im Laufe der Zeit verloren geht.

Mit Judo habe ich angefangen, als ich neun war. Das habe ich später, mit 15, sogar unterrichtet. Dann probierte ich Taiji, das aus der taoistischen Naturphilosophie stammt und zu den anerkannten Heilmethoden der Traditionellen Chinesischen Medizin (TCM) gehört.

Suche nach Heilung

Wegen starker Rückenschmerzen – ein Arzt befürchtete sogar bereits einen Bandscheibenvorfall – empfahl mir ein Freund, es doch einmal mit Yoga zu probieren. So bekam ich Zugang zu einer Bewegungsform, die meine Beschwerden gelindert hat und der ich mich seither mit großer Begeisterung widme. Einer der großen Vorteile für mich ist u. a., dass ich es überall und auf kleinstem Raum ausüben kann.

Was mich bei den fernöstlichen Bewegungsformen jedoch vor allem interessierte, war die hinter Yoga steckende Philosophie. Ich war immer auf der Suche nach einem Weg, der mir helfen konnte, mir über mich klar zu werden, Ziele zu finden, die meinem Leben mehr Sinn geben, ja, letztendlich nach einem spirituelleren Lebensweg. Daneben wünschte ich mir aber auch etwas ganz Realistisches: mehr Ausgeglichen-

heit, eine bessere Konzentrationsfähigkeit und Klarheit der
Gedanken. All das habe ich beim Yoga gefunden.

Yoga ist mehr als Gymnastik

Wegen seiner Popularität und zunehmenden Bekanntheit
denkt man hier meist nur an die Übungen, die Asanas (später
sage ich dazu noch mehr), die auch Yogasanas genannt werden. Es steht also oft die körperliche Fitness im Vordergrund,
wenn jemand sich für Yoga entscheidet. Doch Yoga ist keine
Gymnastik, auch wenn die Übungen natürlich zu mehr
Körperbewusstsein und Beweglichkeit führen. Ein wichtiger
Aspekt ist sicher auch, dass Yoga Erkrankungen vorbeugen
kann, dass der Körper besser durchblutet, der Kreislauf stabi-
lisiert und die Gesundheit allgemein gefördert wird.

Für mich aber ist Yoga untrennbar mit seiner Philosophie
verbunden, die den Menschen in seiner Gesamtheit betrach-
tet. Was mich ebenfalls fasziniert an Yoga, ist die Verbindung
zum oder mit dem Buddhismus, dessen Ziel Befreiung ist;
Befreiung vom irdischen Selbst und Freilegung des überper-
sönlichen Selbst – auch wenn man kein Buddhist sein muss,
um es zu praktizieren.

Buddha selbst hat erst nach extremen Lebensformen, nach
Selbstkasteiung und Askese, auf der Suche nach dem Sinn
des Lebens und des Todes, zu Übungen und einer Medi-
tationsform gefunden, die für ihn richtig waren. Mir selbst
haben die Körperübungen Zugang zu den Lehren ermöglicht,
die mich nun auf meinem Weg begleiten.

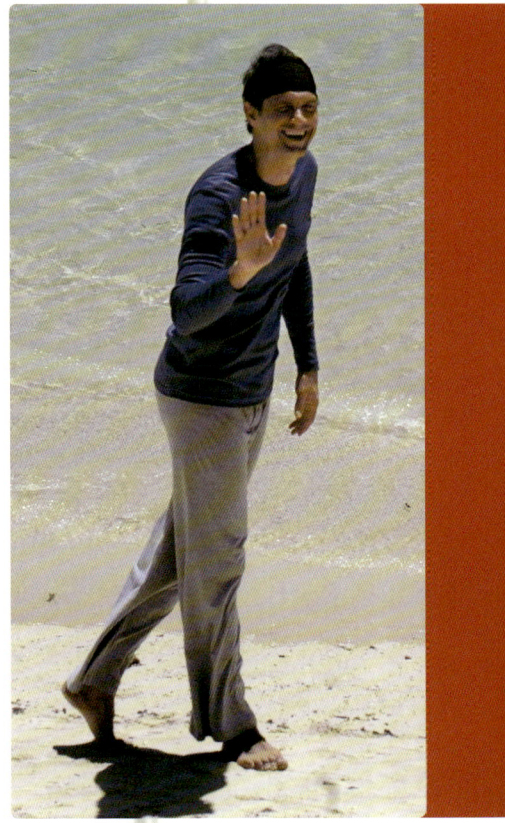

Auf dem Weg zum Yoga

Was ich wissenswert finde

**Yoga im alten Indien bedeutete das Anbinden von Zug-
tieren vor einen Wagen. Hierbei geschehen zwei Dinge –
Tiere, die zuvor Einzelwesen waren, werden vereint, der
Fuhrmann bekommt die Kontrolle über sie und kann die
Tiere nun lenken.**

Daraus ergab sich der auch heute noch gültige Sinn des Yoga:
»Der menschliche Körper ist das Fahrzeug der Seele (des
›Selbstes‹ = Atman), und die menschlichen Sinne sind zunächst wie wilde Tiere. Sie müssen gebündelt, kontrolliert
und gelenkt werden, damit der Mensch mit seinem Fahrzeug
zur ›Selbstverwirklichung‹ gelangen kann.« (Upanishaden)

Die Asanas

Die Körperübungen, die Asanas, wie auch die Atemtechnik
(Pranayama), die Übungen zur Förderung der Konzentration
(Dharana) und die Meditation (Dhyana) haben für mich ele-
mentare Bedeutung. In den folgenden Kapiteln gehe ich
näher darauf ein.

Yoga-Richtungen

Mittlerweile haben auch bei uns in Deutschland die unter-
schiedlichsten Yoga-Schulen ihren Platz gefunden. Kundalini-,
Bigram-, Javamukti- oder Power-Yoga – jede hat etwas
Spezielles, wie zum Beispiel Bikram-Yoga, das bei 38 °C
ausgeübt wird, oder Vini-Yoga – eine ganz einfache Form.
Meine Übungen kommen aus unterschiedlichen Richtungen –
sogar Übungen aus der Schauspielschule sind Bestandteil des
Buchs. Sie alle haben mich geprägt und mir geholfen, gesund
zu bleiben – und was will man mehr?

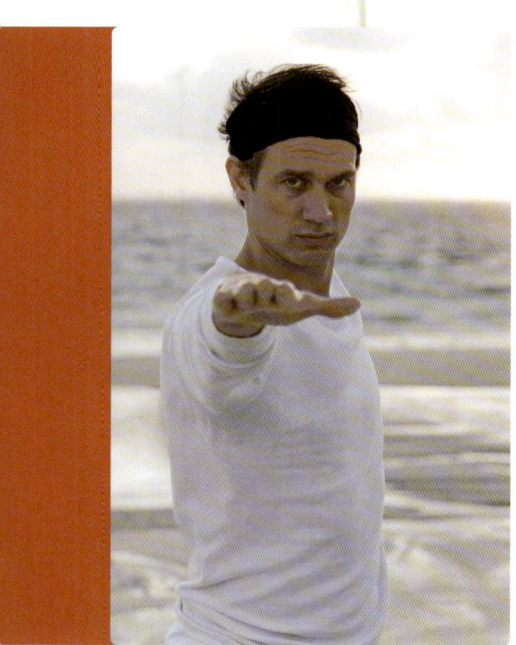

*Übung am Strand von
Mauritius*

MAURITIUS - AFRIKA

Aber nun zurück zur Praxis. Natürlich brauchte ich neben meinen Erfahrungen zum Thema Yoga in Ladakh einen Ort, um die Übungen, allen voran den Sonnengruß, auch wirklich so zu praktizieren, dass sie für das Buch fotografiert werden konnten.

In Deutschland in einem Studio? Das ist zu langweilig nach dem Fasten in Ladakh – mich interessieren andere Kulturen und die unterschiedlichen Religionen, vor allem, wie sie auf den Straßen im Umgang mit Andersgläubigen gelebt werden. Durch einen »Rettungsengel«, Stop-Over-Reisen, bekam ich den Tipp, mir einmal Mauritius anzuschauen, da dort vier Weltreligionen friedlich nebeneinander leben. Für mich war gleich klar: Das ist meine Insel. Sie hat Menschen mit unterschiedlichem Background, wir haben Strand, Sonne, Meer, Vegetation, Berge, das alles hört sich phantastisch an als Ambiente für Asanas & Co.

Mauritius ist vor Jahrmillionen durch Vulkanausbrüche unter dem Meeresspiegel entstanden. Die Hauptstadt mit 147.000 Einwohnern ist Port Louis. Zu der Republik Mauritius gehören neben kleineren auch noch die Agalega-Islands sowie die Inseln Rodrigues und Saint Brandon.

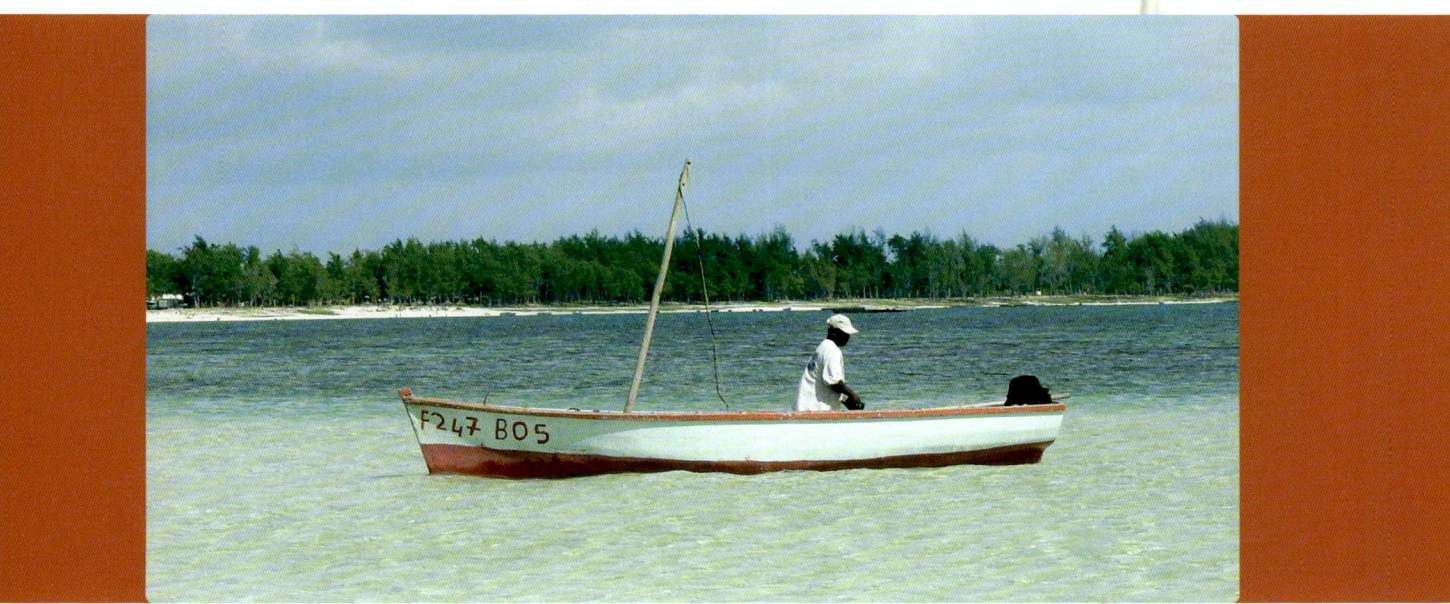

Typisches Fischerboot auf Mauritius

Mauritier feiern gerne und fröhlich. Eine kleine Auswahl: Am 9. September wandern neben Christen auch Buddhisten und Hindus zum Grab des Paters Père Laval, der sich vor allem um die Armen und Sklaven der Insel gekümmert hat. Divali im Oktober ist ein Fest der Hindus, bei dem sie mit vielen Lichtern den Sieg des Guten über das Böse feiern.

Beau Rivage

Eine weitere Hilfe bekamen wir vom Hotel Beau Rivage, an der Bella Mare auf Mauritius. Dort hat man sich auf das Shooting eingelassen, uns Unterkunft gewährt, genügend köstliche Mahlzeiten serviert und uns jeden Wunsch von den Augen abgelesen. »Denn man weiß ja, wie diese Leute vom Fernsehen und Künstler so sind ...« Tausend Dank für diese Unterstützung!

Mauritius setzt vor allem auf gehobenen Tourismus – die vielen Luxushotels, die höchsten Ansprüchen genügen, beweisen das. Eines der herausragendsten ist das Beau Rivage, im Kolonialstil erbaut, umgeben von überwältigend schönen tropischen Gärten.

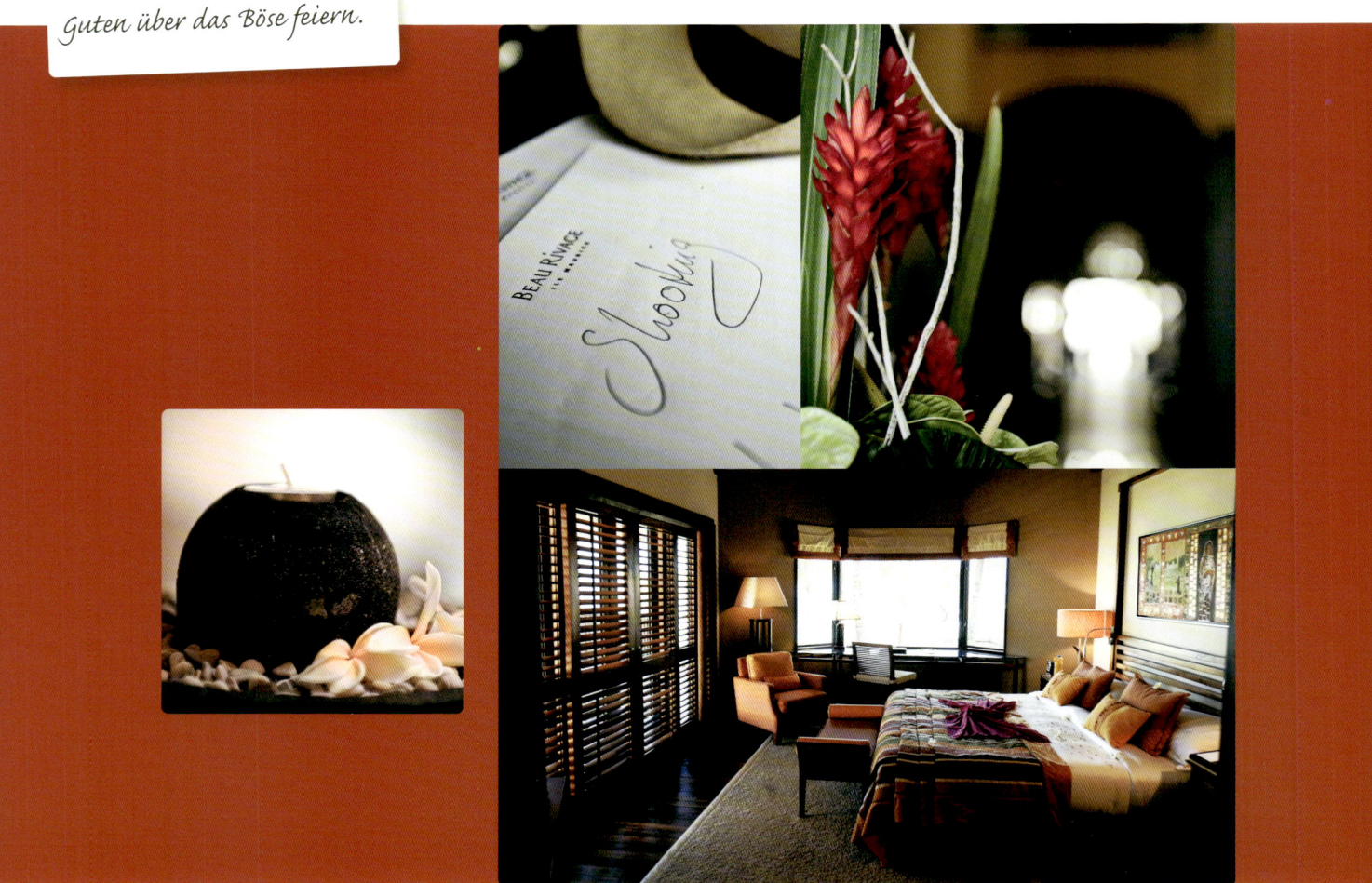

Ansichten und Ambientefotos des Hotels Beau Rivage

Von fast überall hat man einen Blick auf das türkisfarbene Meer. Das kulinarische Angebot erfüllt alle Wünsche auch der verwöhntesten Gäste. Golfliebhaber kommen hier ebenso auf ihre Kosten wie alle anderen, die in dieser herrlichen Umgebung Sport treiben möchten.

Was mich beeinflusst hat

Meine vielen moslemischen und buddhistischen Freunde aus allen Gesellschaftsschichten haben mein Interesse für andere Religionen geweckt. Insbesondere überzeugt hat mich die Philosophie und Menschlichkeit des Buddhismus. Ausserdem wollte ich mehr erfahren darüber, was diese einvernehmliche Glaubensvielfalt auf dieser Insel ermöglicht.

Die offizielle Amtssprache auf Mauritius ist Englisch, im öffentlichen Leben wird französisch gesprochen. Die Umgangssprache aber ist Créole, eine Sprache mit französischen, afrikanischen und asiatischen Einflüssen.

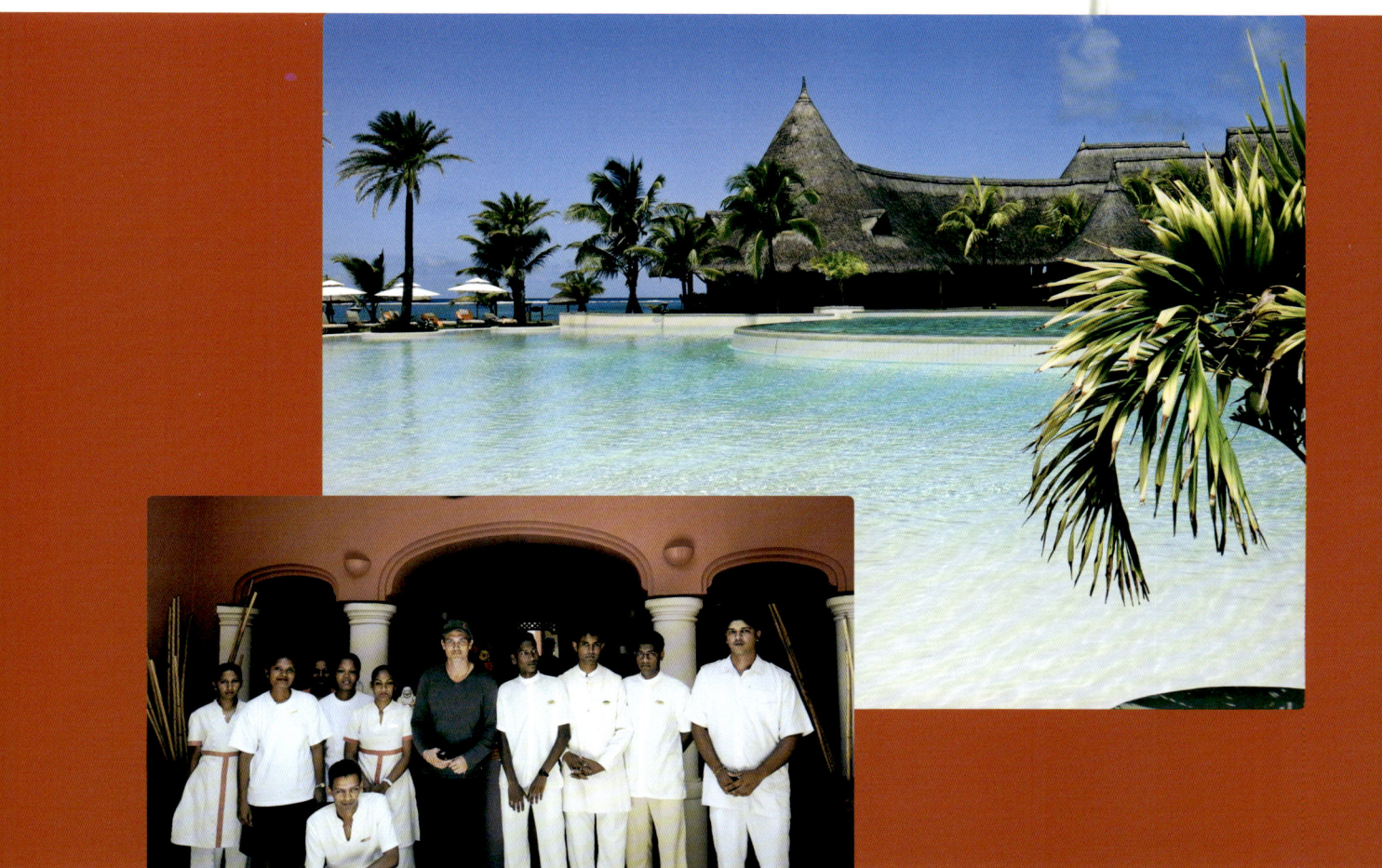

Umringt von hilfsbereiten Mitarbeitern des Hotels

Schmelztiegel der Religionen

Auseinandersetzungen gab es zwar auch – und zwar wegen eines Hindutempels, der 2002 im Norden am Strand von Grand Baie erbaut wurde. Dieser »Glaubenskrieg«, der von Hindus, Christen und Moslems deshalb geführt wurde, verlief ohne jede Gewalt und ohne Blutvergießen, endete allerdings auch erst, als alle Spuren des illegal errichteten Hindutempels beseitigt waren. Die Glaubensrichtungen haben sich nicht vereint, aber sie haben sich geeinigt.

Liebe Leserinnen und Leser, jetzt aber sind allmählich Sie an der Reihe. Probieren geht über Studieren – und wenn Sie eine Pause machen, schauen Sie sich einfach die schönen Bilder von Mauritius an, die mein Freund Mayk – neben den Yogaübungen – fotografiert hat.

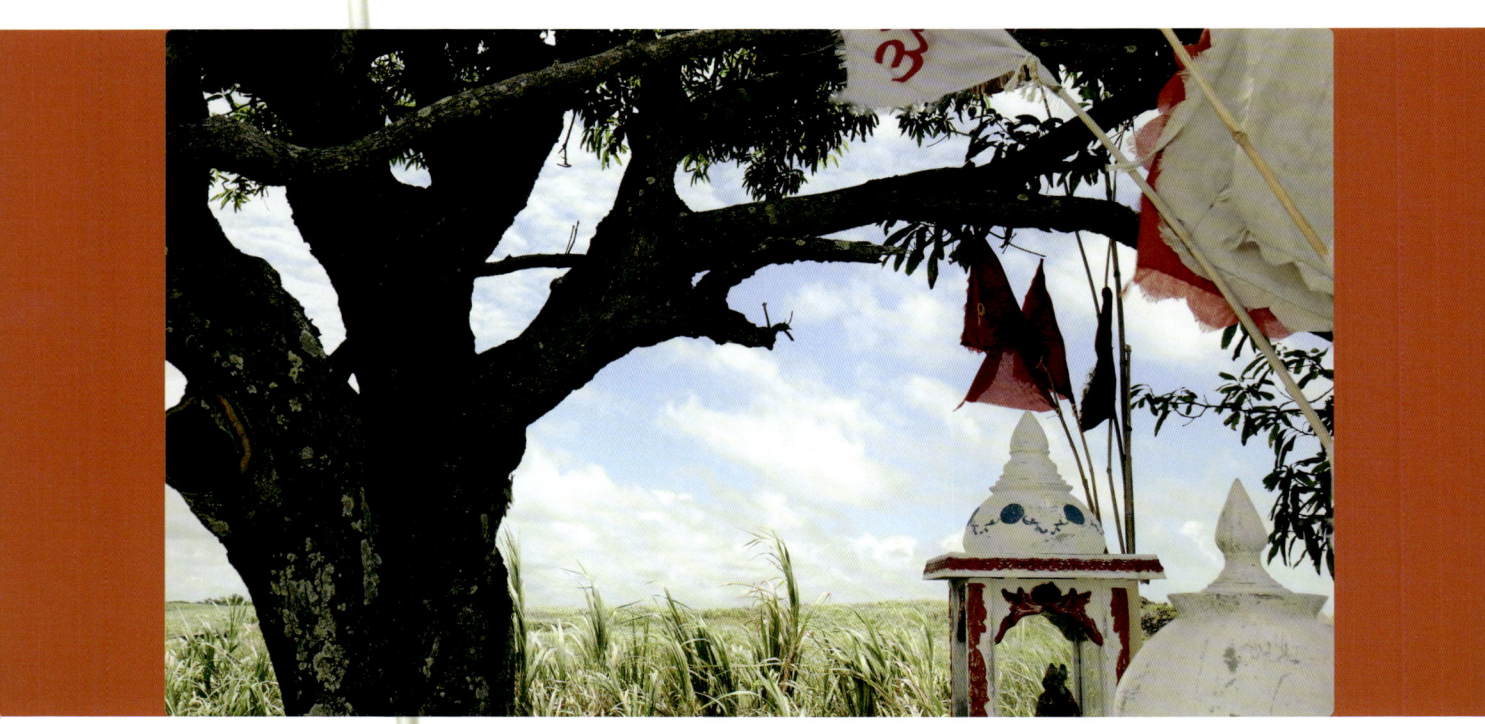

Schutzheilige am Wegrand

EINIGE REGELN FÜR DEN START

Wer erfolgreich üben möchte, sollte einiges beachten. Mein Rat ist, die Abfolge der Asanas auswendig zu lernen, damit man sich ganz auf den Atem und den Körper konzentrieren kann.

• Man braucht eine weiche Matte als Unterlage, die etwas dicker sein sollte, wenn der Boden kalt ist. Ich selbst übe seit Jahren ohne Matte.

• Bequeme Kleidung erleichtert die Ausübung. Ganz besonders wichtig ist eine Hose, die viel Bewegungsfreiheit garantiert.

• Ein Yogakissen, ein Bänkchen, ein mehrfach gefaltetes Handtuch oder eine Decke unterstützt die Sitzhaltung, die bei längerer Dauer anstrengend werden kann.

• Machen Sie die Übungen möglichst immer zur gleichen Zeit am gleichen, Ihnen angenehmen und wohltemperierten Ort und regelmäßig. Stehen Sie dafür am besten zehn Minuten früher auf als gewohnt.

• Während der Übungen sollten Sie ungestört sein.

• Die Übungen langsam und konzentriert, nicht mechanisch ausführen und auf die Körperreaktionen achten, um Fehlstellungen zu vermeiden.

• Üben Sie nicht bei Krankheit, Bandscheibenproblemen oder Arthrose. Verzichten Sie auf Übungen, die Schmerzen verursachen.

Und stressen Sie sich nicht – niemand ist perfekt, auch ich bin es nicht. Der Weg ist wichtig.

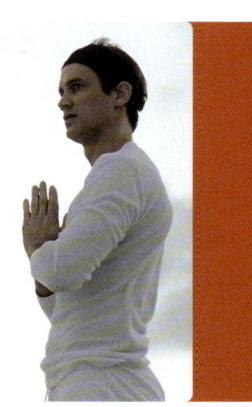

Vor dem Sonnengruß, am Strand

DER SONNENGRUSS

Der Sonnengruß besteht aus einer festgelegten Abfolge von Bewegungseinheiten, die im Gegensatz zu allen anderen Übungen zwar dynamisch ausgeführt werden, aber immer in dem Rhythmus, der einem selbst entspricht.

Seine Bedeutung für mich

Die Übungsfolge des Sonnengrußes beinhaltet viele unterschiedliche Figuren wie die des Hundes oder der Kobra. Durch das Zusammenspiel von Bewegung und gleichzeitigem Ausatmen oder Einatmen ist die Wirkung auf den Körper so stärkend – für die Muskulatur, die Sehnen, die Wirbelsäule und für die inneren Organe.

Das Besondere am Sonnengruß ist, dass er eigentlich alles abdeckt. Er bewirkt den Muskelaufbau, der für die Körperhaltung wichtig ist und sich bei einem Sturz positiv bemerkbar machen kann. Ich habe keine Rückenschmerzen mehr, seit ich ihn regelmäßig mache, meine Bänder und Sehnen sind wieder beweglich geworden und ich merkte, wie ich im Lauf der Monate immer flexibler wurde. Außerdem aktiviert (stimuliert) die Übung die inneren Organe.

Wirkung auf die Psyche

Der Sonnengruß hat mir aber auch sehr dabei geholfen, ausgeglichen zu bleiben, und, egal was passiert, egal in welche Situation ich gerate, niemals aus dem Gleichgewicht zu kommen – oder, wenn es doch passiert, mich bald wieder ausbalancieren zu können. Um zu dieser »Innerlichkeit« während der Ausübung zu gelangen, auch um tatsächlich vollkommen abschalten zu können, ist es wirklich wichtig, die einzelnen Schritte auswendig zu lernen. Menschen, mit denen ich

So, wie es in der Forschung Gesetzmäßigkeiten gibt, gibt es im eigenen Körper Regeln und Gesetzmäßigkeiten. Diese zu ergründen ist ein Abenteuer, das uns helfen kann, ein langes, gesundes Leben zu führen.

geübt habe, konnten das innerhalb von einer Stunde. Also keine Panik. Die Intensität ist bei dieser Übung von Bedeutung und das vollkommene Sich-darauf-Einlassen.

Die Atmung

Die Genauigkeit, mit der Sie die Bewegungsabfolge zusammen mit dem Ein- und Ausatmen praktizieren, ist von großer Bedeutung. Denn der Atem hat den Effekt, gerade für den Rückenbereich eine Art »Luftkissen« zwischen den Muskeln und Wirbeln zu bilden. Wenn Sie wegen des »richtigen« Atems unsicher sind, lesen Sie bitte mehr darüber auf den Seiten 115 bis 123.

Die Zahl Sieben

Ich mache das Sonnengebet jeden Morgen genau 21 Mal. Das hat mit der Intensität zu tun, die ich mir zum Tagesbeginn wünsche, aber auch mit der Zahl Sieben.
Für den Buddhismus hat sie eine besondere Bedeutung, denn angeblich hat Siddharta Gautama (so der Geburtsname Buddhas) gleich nach seiner Geburt sieben Schritte getan. 21 Wiederholungen fordern mich körperlich – und die Zahl ist durch sieben teilbar.

Die Gedanken konzentrieren sich auf das Innere, wenn man zum Beispiel den Sonnengruß allein übt. Dabei kann man seinem eigenen Rhythmus folgen, die Bewegungen langsam oder schnell ausführen, ganz egal.

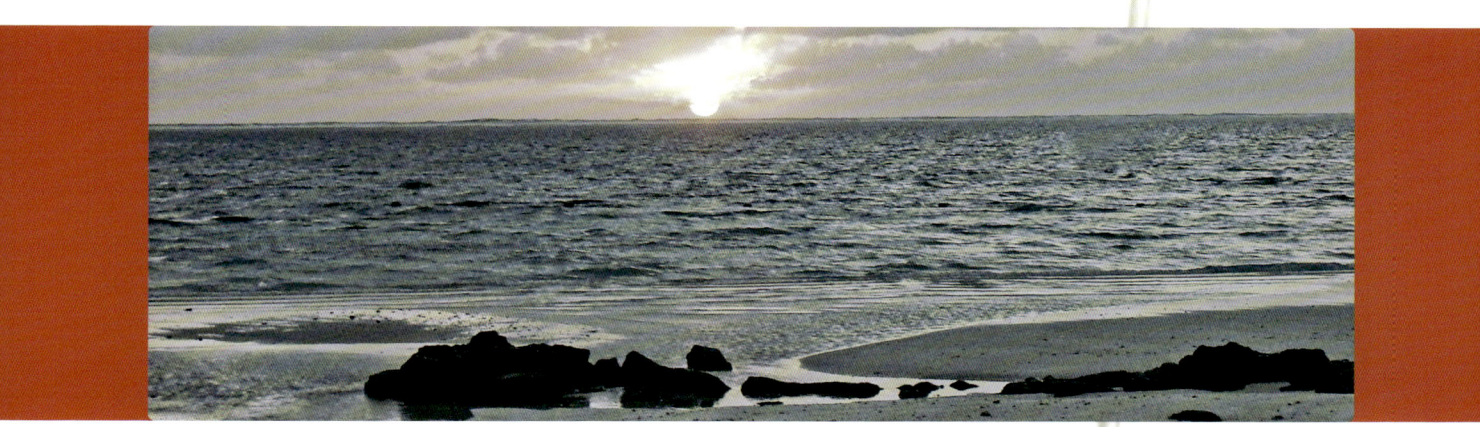

Sonnenaufgang auf Mauritius

DER SONNENGRUSS

Wie gesagt, ist es am besten, die einzelnen Schritte auswendig zu lernen, damit man sich auf den Atem konzentrieren kann. Kurz vor dem Ende einer Stellung atme ich
immer aus.

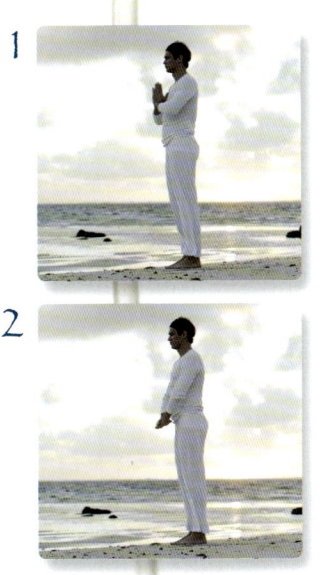

1 Aufrechte Haltung, die Füße stehen hüftbreit und parallel.
Die Hände vor dem Brustkorb falten, durch die Nase tief
einatmen.

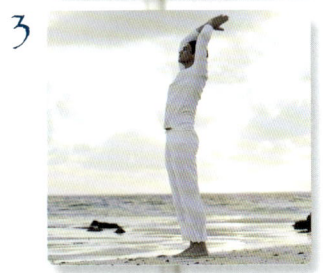

2 Die rechte auf die linke Hand legen und diese nach unten
drücken. Ausatmen.

3 Die Hände zusammenlegen und die Arme nach oben strecken. Brustbein und Kopf so nach hinten beugen, dass der
Oberkörper mit den Armen einen Bogen bildet. Einatmen.

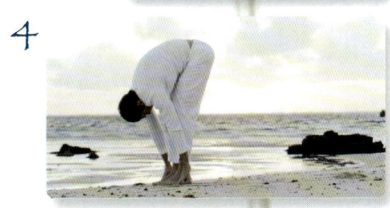

4 Den Körper aus dem Hüftgelenk heraus mit geradem
Rücken nach unten beugen, die Hände neben die Füße
stellen, sie sollten während des ganzen Sonnengrußes an
dieser Stelle bleiben. Ausatmen.

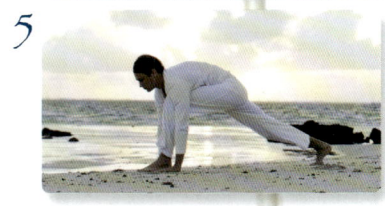

5 Das rechte Bein in einem weiten Ausfallschritt nach
hinten strecken. Den Kopf anheben, einatmen.

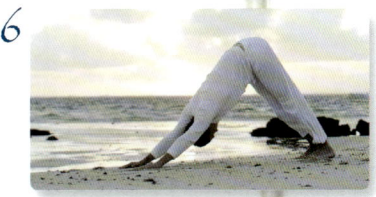

6 Das linke Bein neben das andere ziehen, das Gesäß nach
oben heben. Arme und Rücken so strecken, dass der
Körper mit den Beinen ein A bildet. Den Atem halten.

Die Hände vorn lassen, in den Vierfüßlerstand kommen, den Körper nach hinten absenken, so dass das Gesäß auf den Fersen ruht (die Füße liegen flach am Boden). Ausatmen.

Den Körper in einer Wellenbewegung Richtung Hände ziehen, nicht ablegen, sich dabei mit den Unterarmen abstützen. Kopf und Rücken nach oben und hinten beugen. Einatmen.

Die Zehen aufstellen. Das Gesäß nach oben ziehen und wieder in die Stellung des Hundes gehen. Das Gewicht ruht auf Händen und Zehen. Ausatmen.

Den Oberkörper nun so nach vorn bewegen, dass der Körper eine schräge Linie bildet. Den rechten Fuß nach vorn zwischen die Hände ziehen. Einatmen.

Den linken Fuß nach vorn neben den anderen ziehen. Beide Beine strecken. Ausatmen.

Wichtig: Die Knie dürfen bei der Beuge nicht über das Fußgelenk hinausgehen!

Die Hände zusammenlegen. Den Oberkörper langsam anheben, die Arme weit über den Kopf nach hinten strecken. Einatmen.

Ausatmen. In die Ausgangsposition zurückkehren und die Hände wieder vor die Brust ziehen.

Nachfolgend finden Sie den vollständigen Bewegungsablauf.

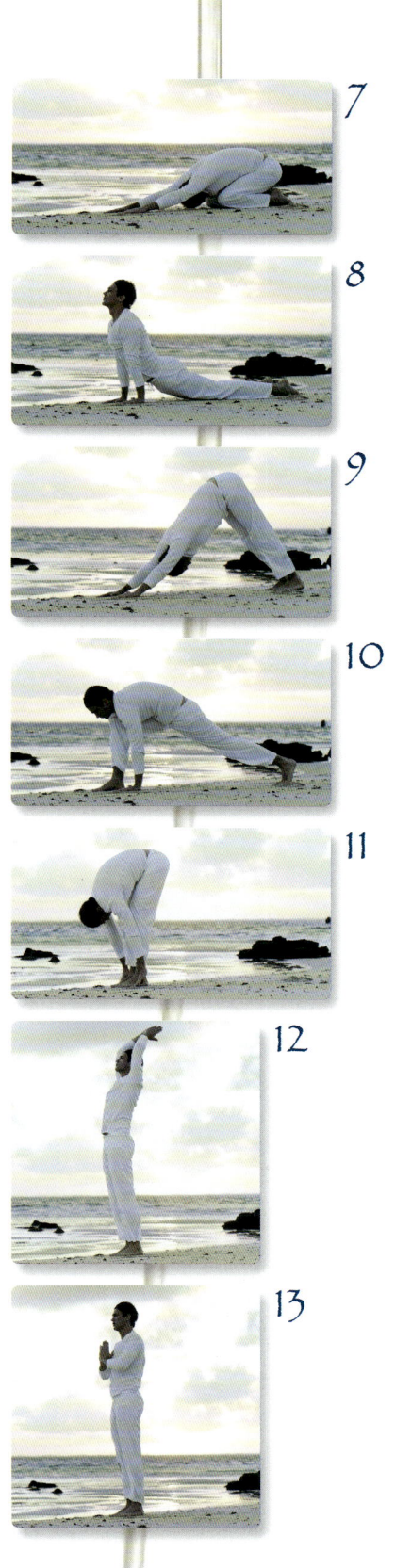

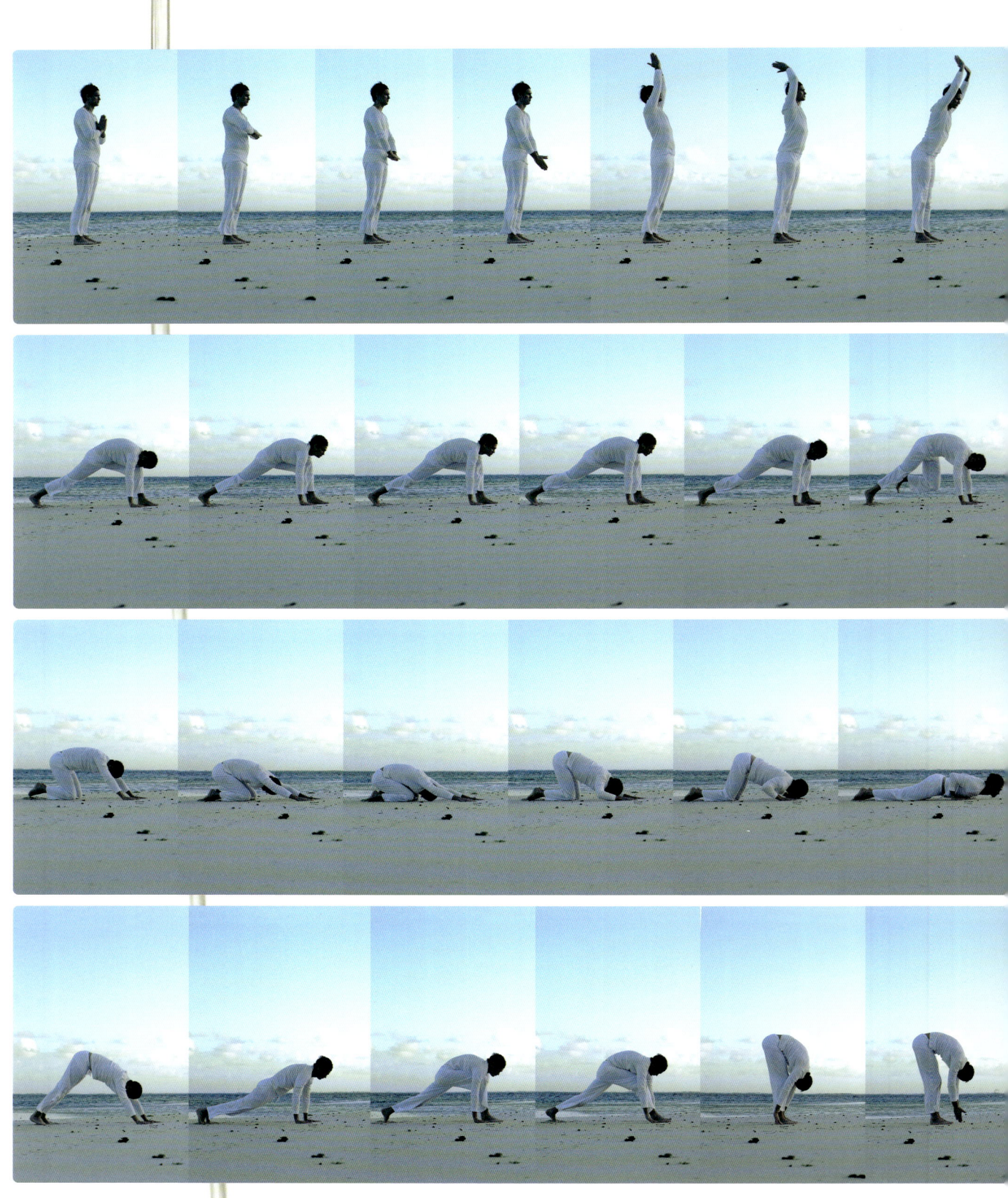

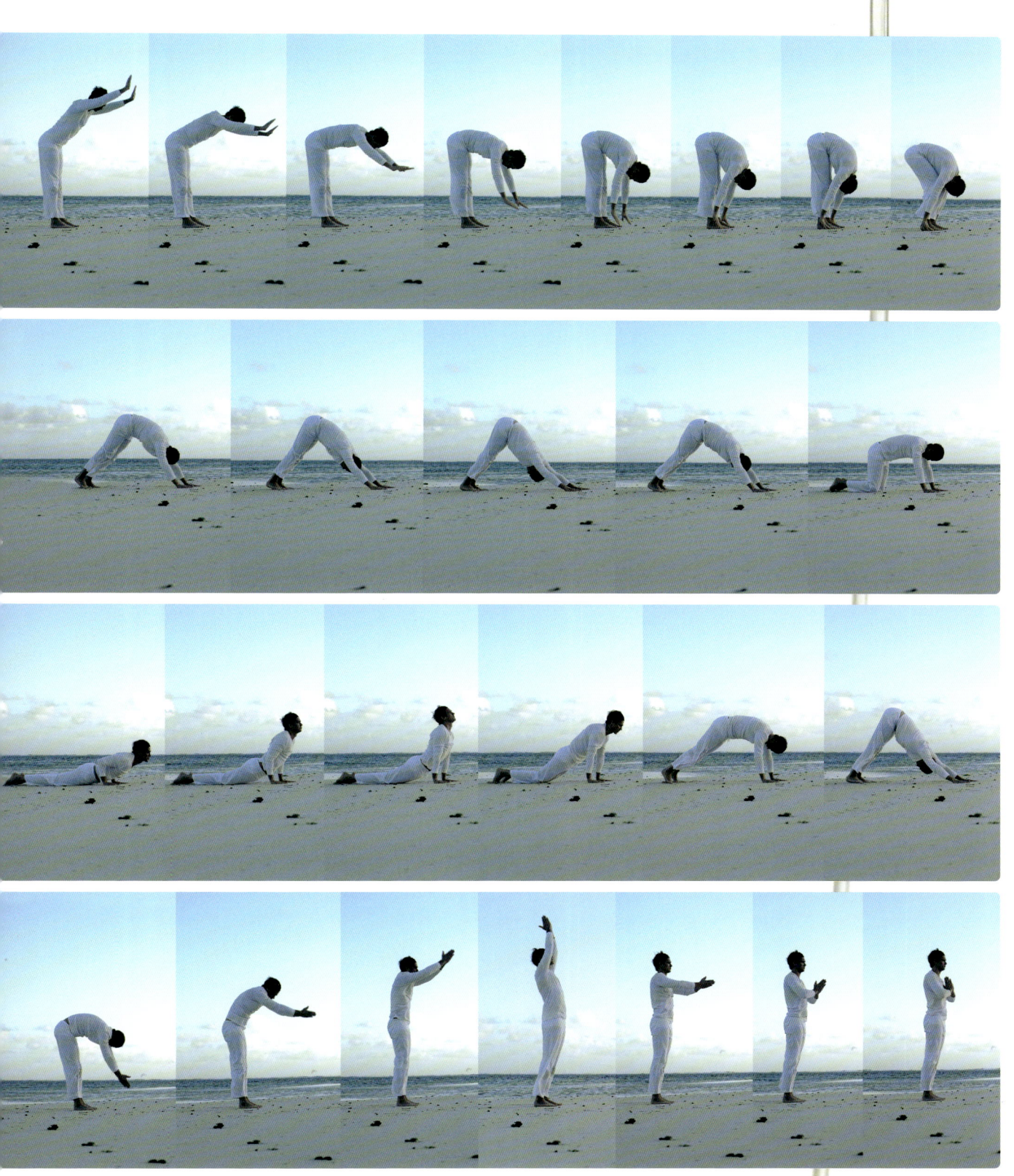

DIE ÜBUNGEN –
ASANAS

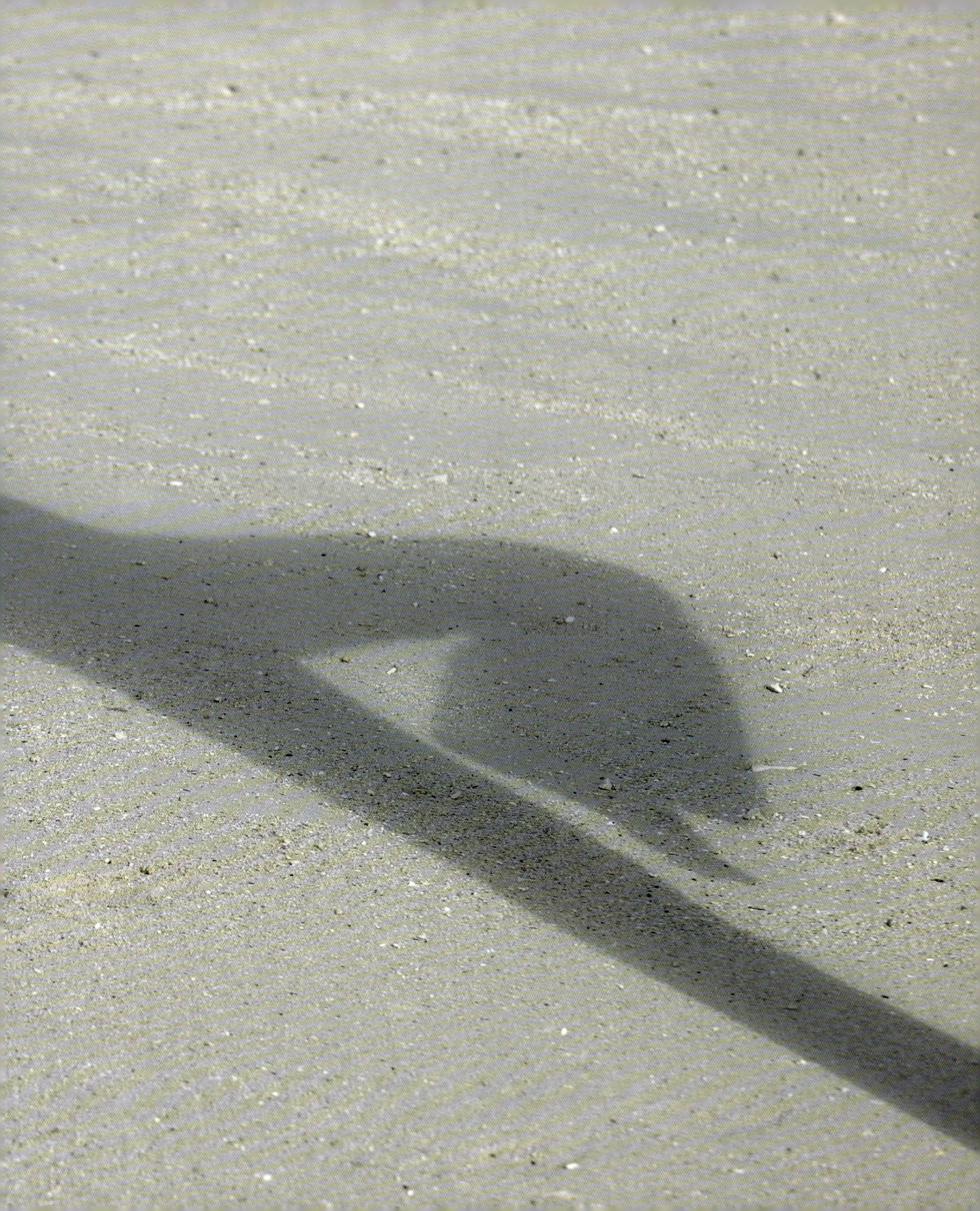

ASANAS, DIE FÜR MICH RELEVANT SIND

Das Wort Asana taucht immer wieder auf, wenn man sich mit Yoga beschäftigt. Es ist ein Begriff aus dem Sanskrit und bedeutet »Haltung« oder »ruhige Körperstellung«. Einige dieser Übungen eignen sich gut, um sie einfach mal zwischendurch zu praktizieren, in einer Arbeitspause zum Beispiel.

Für mich hat zunächst eine Rolle gespielt, dass diese Übungen meine Gelenke, Muskeln, Bänder und Sehnen wieder geschmeidiger machten, dass meine Rückenschmerzen sich besserten und ich insgesamt viel beweglicher wurde. Sogar einen Spagat konnte ich nach einiger Zeit wieder machen.

Aber weil es auch darum geht, den Geist zu beruhigen und zu schulen, die Art und Weise zu betrachten, wie man sein Leben führt, und um spirituelle Erfahrungen, habe ich mich für Yoga entschieden. Denn, wie bereits gesagt, bei dieser Philosophie geht es um mehr als Gymnastik.

Bitte beachten:
Die Übungen bitte nie mechanisch ausführen, sondern immer ganz bewusst und langsam. Yoga soll helfen, nicht schaden. Viel wichtiger als Perfektion ist es, länger und ganz ruhig in einer Haltung zu bleiben – das tut nicht nur dem Körper gut, sondern auch dem Geist. Und immer wieder: atmen, atmen, atmen ...

Die Übungen machen und alles andere ergibt sich.
Sri. K. Pattabhi Jois

ÜBUNGEN IM STEHEN

Durch die Bewegungen nach vorn, nach oben, nach hinten und unten bei den verschiedenen Übungen wird die Wirbelsäule gedehnt und beweglich. Den Atem immer fließen lassen und nicht pressen.

DER BERG
TADASANA

Wie verwurzelt fest auf dem Boden stehen, die Füße haben einen kleinen Abstand, die Knie sind gerade, nicht nach hinten gedrückt. Den Oberkörper aufrichten. Das Becken etwas vorstrecken (als wenn man den Reißverschluss einer zu engen Jeans zumachen wollte). Schultern und Arme entspannen. Geradeaus schauen, ruhig ein- und ausatmen. In dieser Stellung geraten Sie nicht aus dem Gleichgewicht.

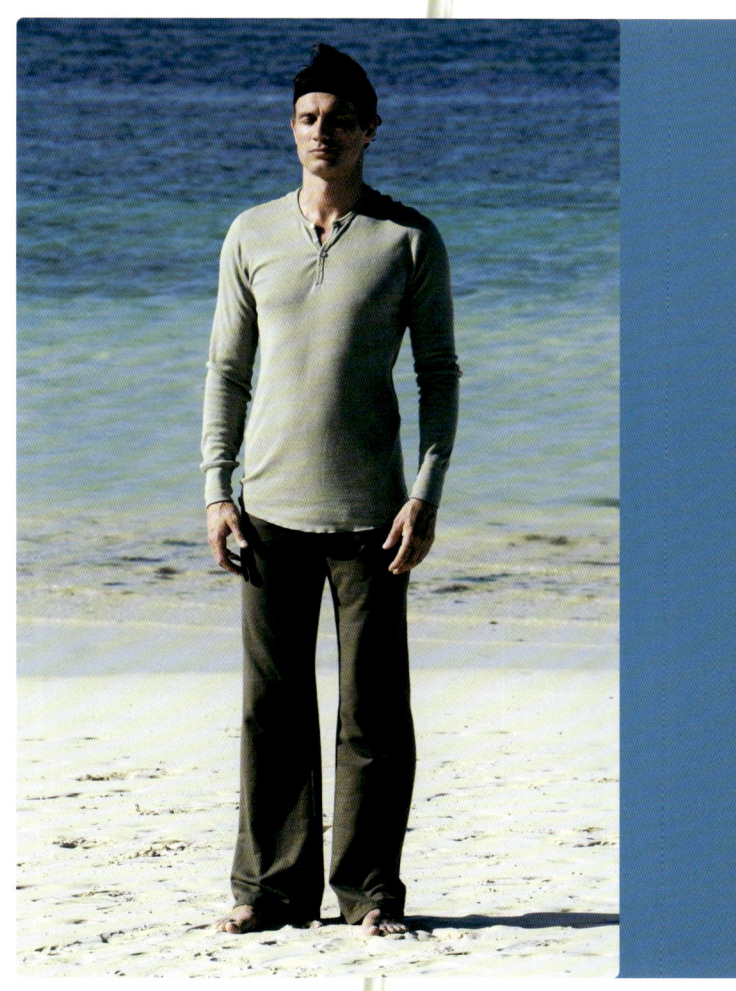

Wirkung:
Bein- und Rückenmuskulatur werden gestärkt, Verspannungen gelöst, das Konzentrationsvermögen verbessert sich.
Besser nicht:
Für diese Stellung gibt es keine Einschränkung, führen Sie sie aus, wann immer Sie wollen.

KRAFTVOLLE HALTUNG
UTKATASANA

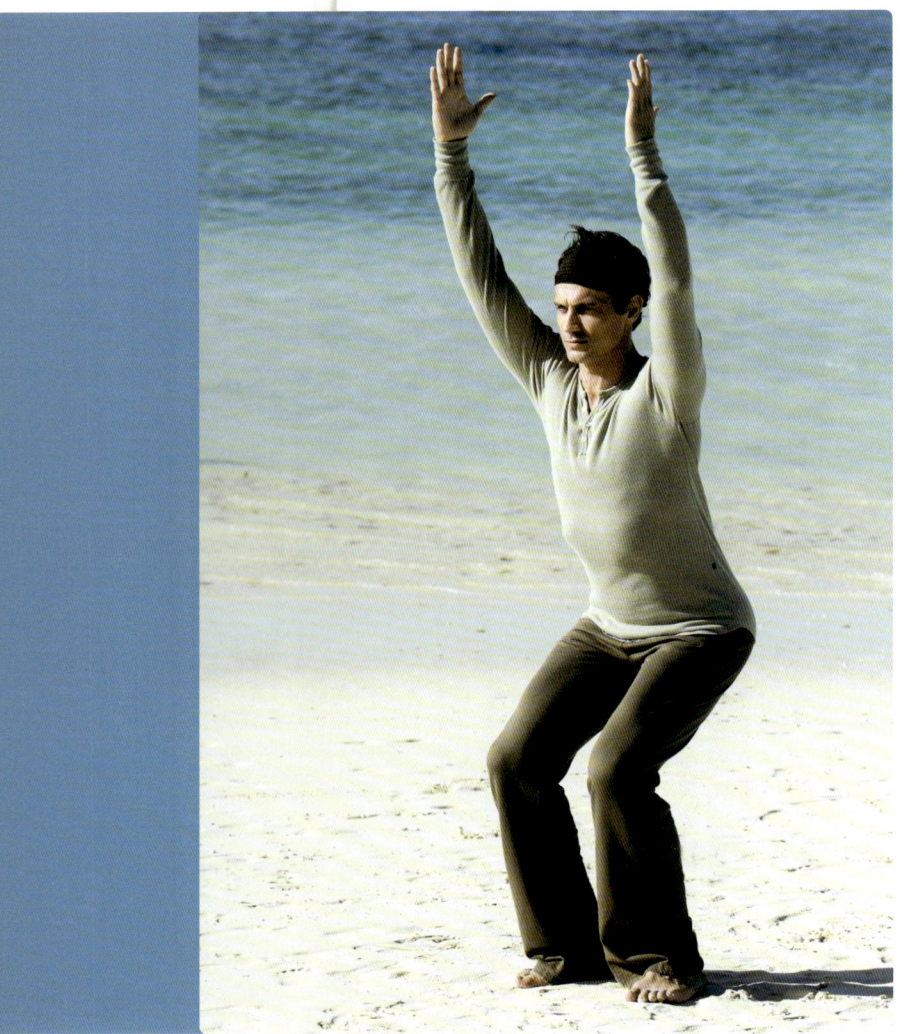

Aus der aufrechten Haltung heraus die Knie möglichst tief beugen. Das Gesäß nach hinten ziehen, bis die Oberschenkel fast parallel zum Boden sind. Die Handflächen zeigen zueinander, Arme und Oberkörper so nach schräg oben strecken, als würden sie gezogen. Die Schultern nicht nach oben ziehen. Die Füße stehen fest auf dem Boden. Einige Atemzüge in dieser Haltung verweilen. Einatmend die Beine wieder strecken, die Arme senken und in den aufrechten Stand zurückkommen.

Wirkung:
Stimuliert und aktiviert. Dehnt die Schulter- und Brustmuskeln wie auch die Oberschenkel- und Wadenmuskeln, der Unterkörper wird gekräftigt.
Besser nicht:
Bei Arthrose in den Knien oder Hüften.

DER BAUM
VRIKASANA

Diese Übung mache ich auch oft einfach mal zwischendurch, zum Beispiel auf langen Reisen.

Aufrecht stehen, die Füße sind hüftbreit voneinander entfernt. Das rechte Bein anwinkeln und die Fußsohle gegen den linken Oberschenkel legen.

Falls Sie zu Beginn Schwierigkeiten haben, das Gleichgewicht zu halten, können Sie sich auch anlehnen.

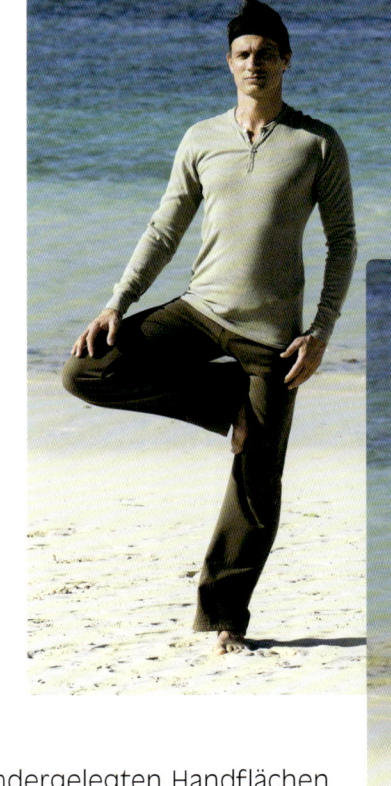

Die Arme mit aneinandergelegten Handflächen nach oben strecken, den Rücken aufrichten. Stellen Sie sich vor, Ihr Standbein sei mit dem Boden verwachsen. Einige Male ruhig ein- und ausatmen. Langsam in die Ausgangsposition zurückgehen. Mit dem linken Bein die Übung wiederholen.

Wirkung:
Fördert das Körperbewusstsein. Macht Hüft- und Fußgelenke beweglich, stärkt den Gleichgewichtssinn.
Besser nicht:
Bei Problemen mit den Hüft- und Fußgelenken, bei Neigung zu Schwindelanfällen.

DIE ACHT BEWEGUNGSRICHTUNGEN DER WIRBELSÄULE

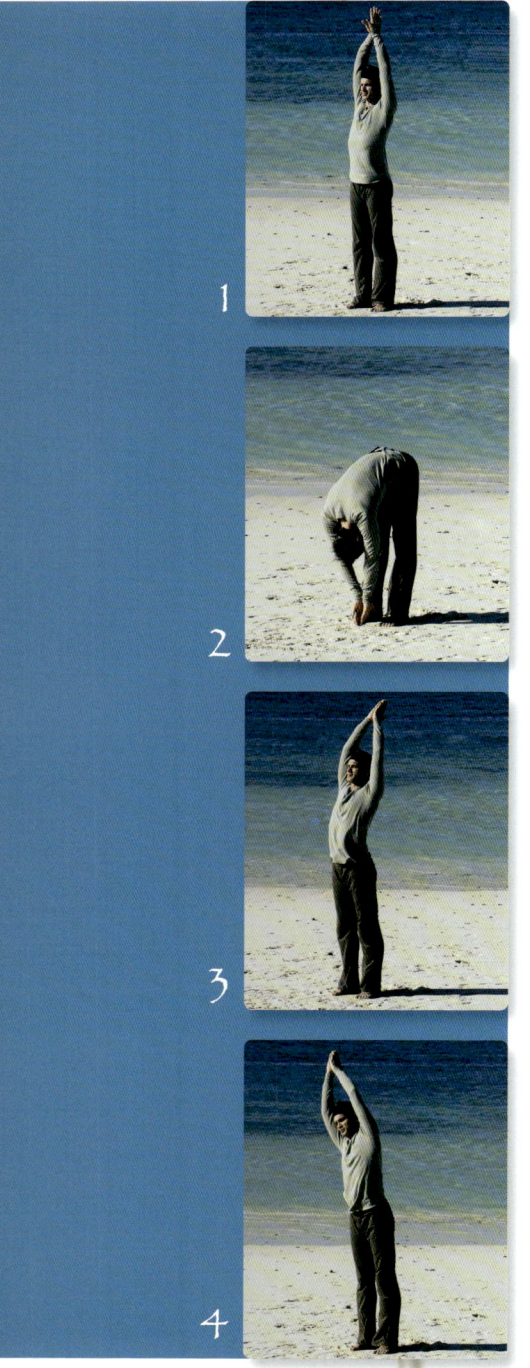

Gerader Stand, die Füße stehen hüftbreit nebeneinander. Die Hände vor der Brust zusammenführen. Einatmend die Arme in einer Kreisbewegung nach oben führen. Über dem Kopf die Handrücken aneinanderlegen.

Ausatmen, Arme und Oberkörper nach unten beugen. Mit den Fingerspitzen den Boden berühren. Falls das zu schwierig ist, die Knie leicht beugen.

Die Handflächen zusammenlegen. Einatmen, die Arme vor dem Körper wieder nach oben führen und den Oberkörper strecken.

Ausatmend den Körper nach rechts biegen, einatmend wieder zur Mitte kommen. Ausatmen und den Körper nach links biegen. Einatmend wieder zur Mitte kommen.

Ausatmend die Arme zur Seite senken, die Unterarme nach oben anwinkeln und den Oberkörper langsam nach rechts drehen, Becken und Hüften bleiben in der Position. Einatmend zurück in die Mitte kommen und den Oberkörper ausatmend nach links drehen.

Ausatmend den Oberkörper vorbeugen, die Arme zur Seite strecken (Tischhaltung), der Oberkörper bildet mit den Beinen einen rechten Winkel. Einatmend den Kopf etwas anheben und die Handflächen anwinkeln.

Ausatmend Kopf, Arme und Oberkörper langsam nach unten senken, die Hände berühren den Boden. Die linke Hand am Boden abstützen, einatmend den Oberkörper nach rechts drehen, den rechten Arm nach oben strecken. Ausatmend den Oberkörper senken und zurück zur Mitte kommen. Einatmend die rechte Hand abstützen, den Oberkörper nach links öffnen und den linken Arm nach oben strecken. Ausatmend zurück zur Mitte kommen.

Einatmend den Körper aufrichten. Ausatmend die Knie leicht beugen, die Arme in einer Art Kreisbewegung nach hinten, zur Seite und nach oben strecken, die Handflächen zusammenlegen. Ausatmend die Hände wieder vor der Brust zusammenführen. Die Übung mehrmals wiederholen.
Nachfolgend finden Sie den vollständigen Bewegungsablauf.

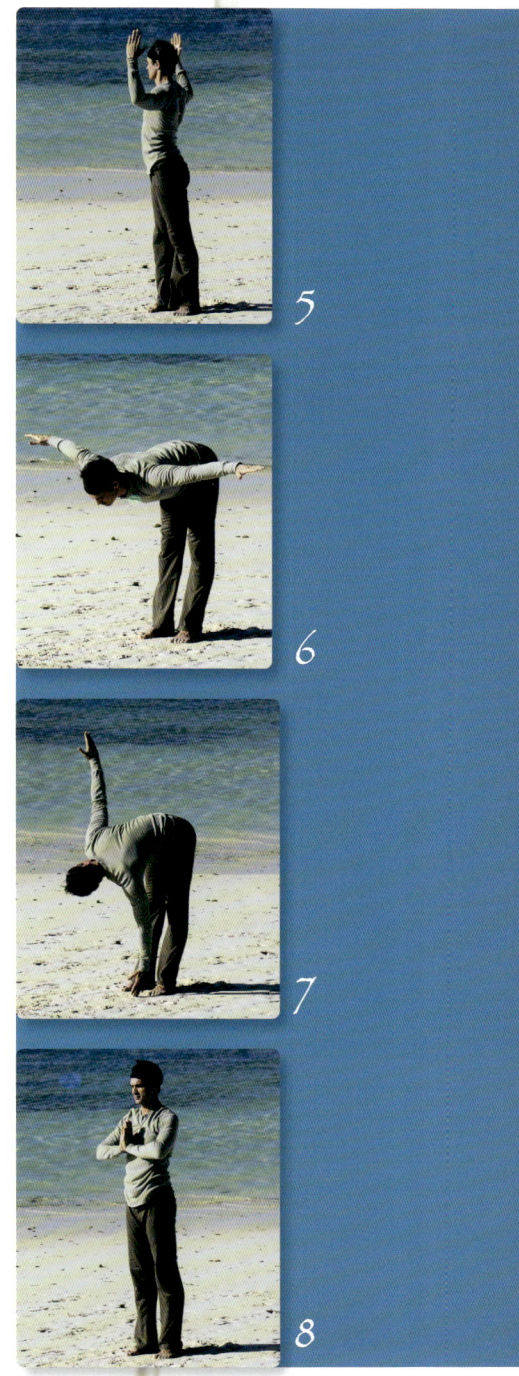

5

6

7

8

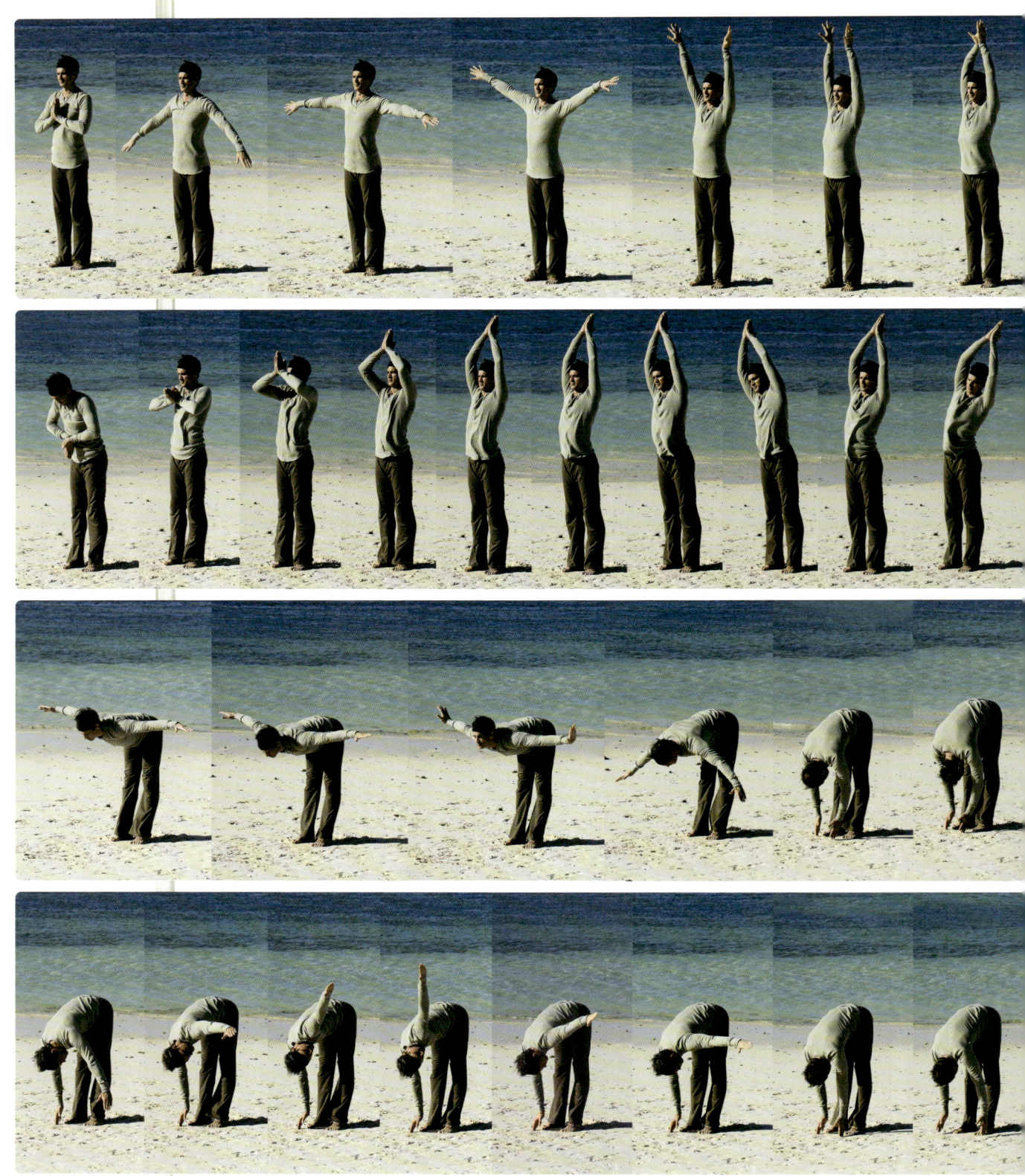

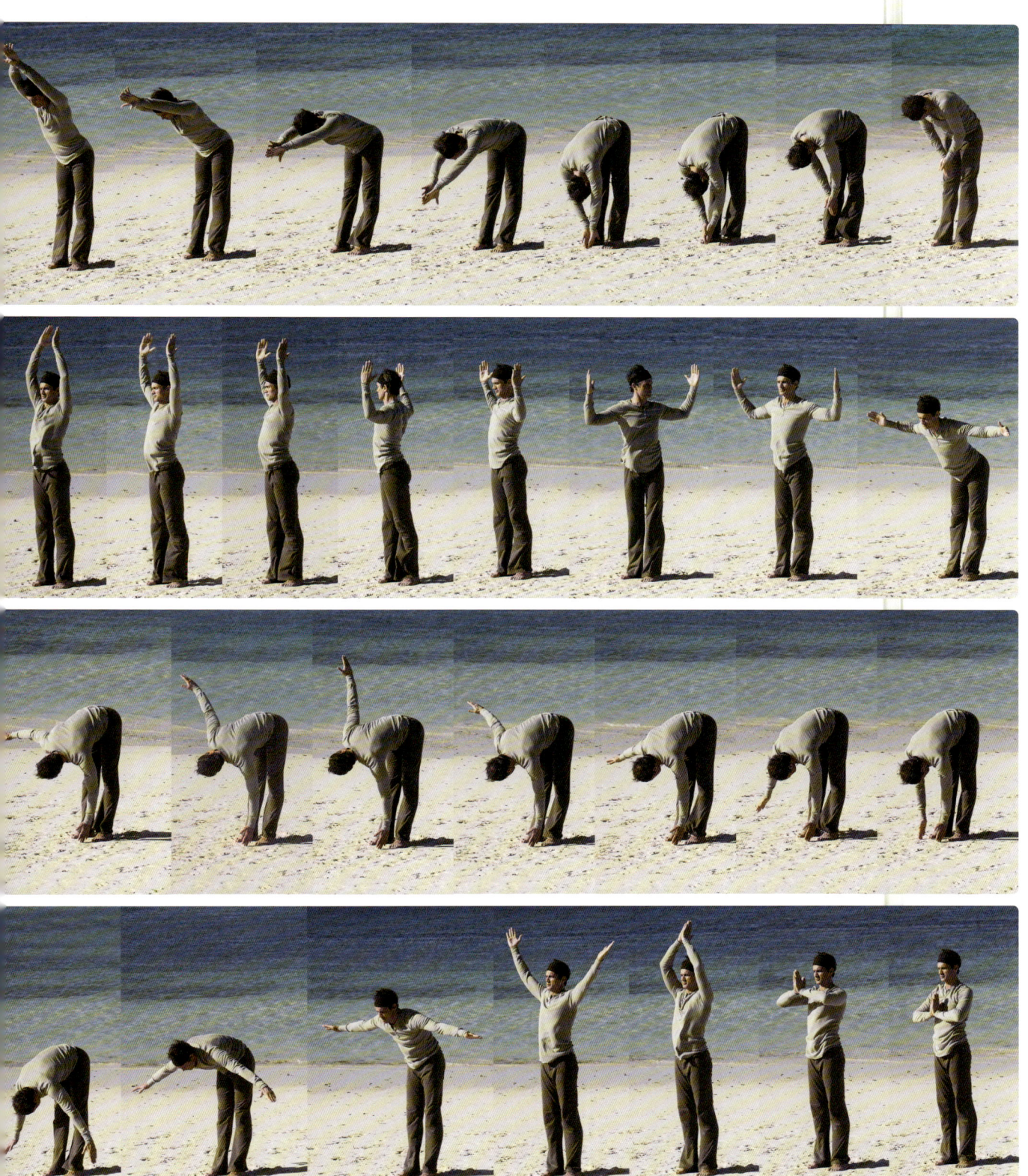

DIE HELDENHALTUNG
VIRABHADRASANA

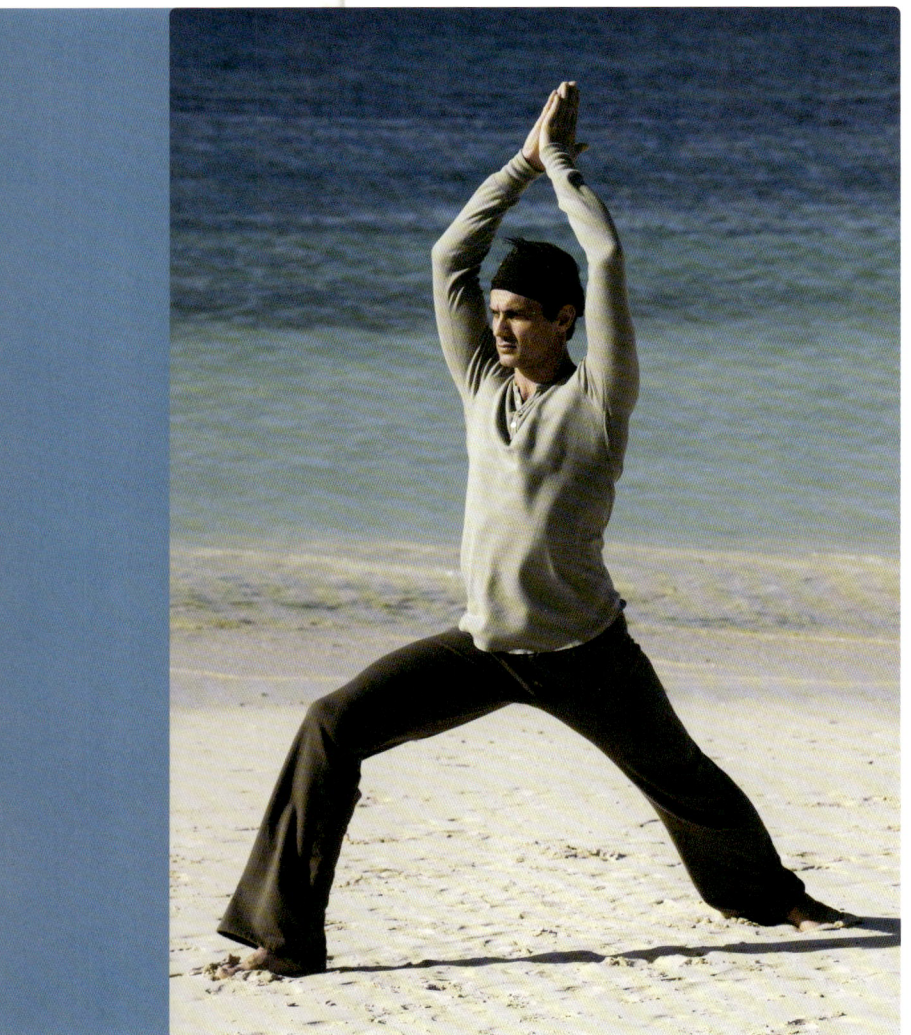

In die Grätsche kommen, der Beinabstand sollte relativ groß sein. Der rechte Fuß zeigt nach vorn, der linke wird nach außen gedreht. Einatmend das rechte Knie beugen, die Arme mit zusammengelegten Handflächen vor dem Körper nach oben strecken, den Brustkorb weiten. Ausatmend die Arme sinken lassen, das rechte Bein wieder strecken, in die Standhaltung zurückkommen. Einige Male ein- und ausatmen. Die Seite wechseln. Achten Sie auch bei dieser Übung darauf, dass Knie und Fußgelenk eine gerade Linie bilden. Das Knie also nicht seitlich ausweichen lassen und auch nicht über das Fußgelenk hinaus beugen.

Wirkung:
Belebt den Körper insgesamt, fördert Gleichgewichtssinn und Standfestigkeit, kräftigt die Beinmuskeln.
Besser nicht:
Bei Arthrose in Knie- und Hüftgelenken oder akuten Entzündungen.

DIE STANDWAAGE
UTTHITA SATYESHIKASANA

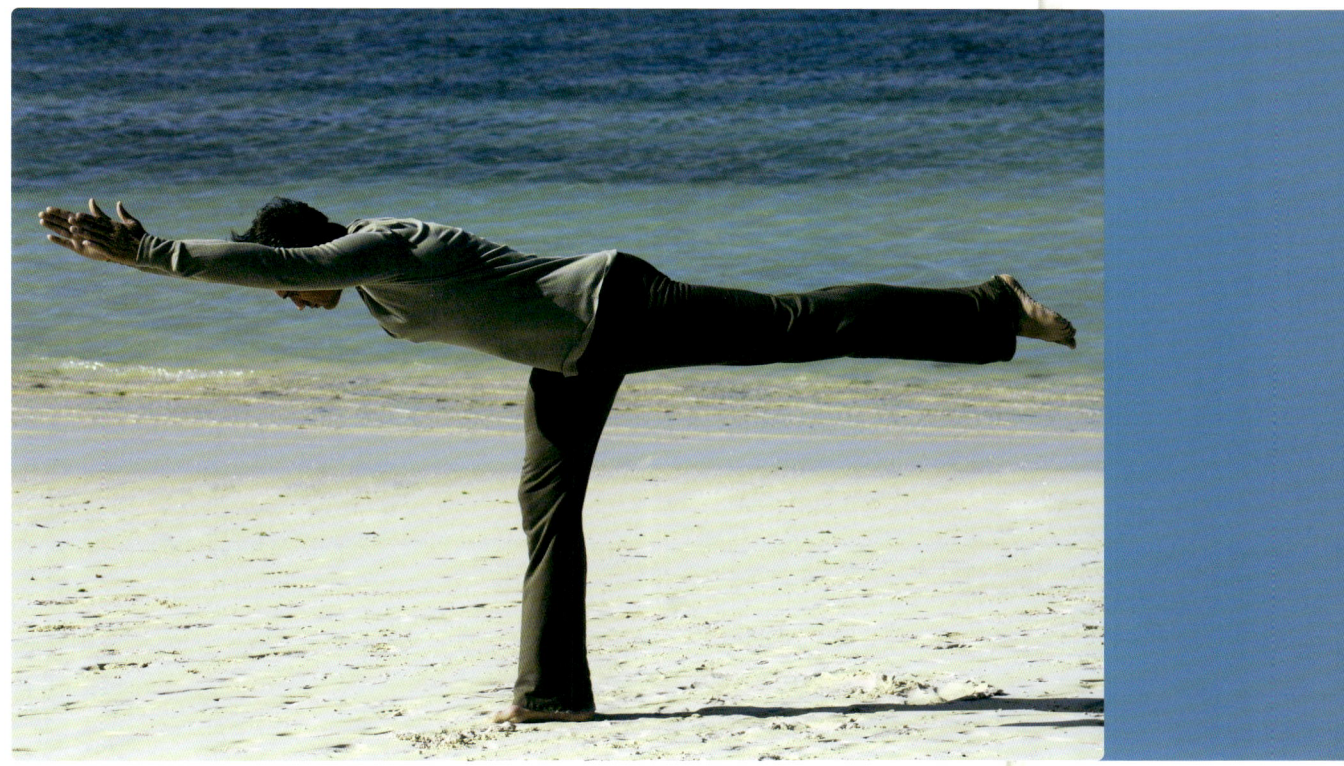

Aus dem aufrechten Stand in die Tischhaltung gehen, beide Arme nach vorn
strecken. Beide Füße stehen fest auf dem Boden. Dann das linke Bein so nach hinten
strecken, dass Arme, Oberkörper und das linke Bein eine Linie bilden. Mehrmals
ein- und ausatmend in dieser Stellung verbleiben. In die Ausgangsstellung zurückkommen und die Übung mit dem anderen Bein wiederholen.

Wirkung:
Gleichgewichtssinn und Konzentration werden
gefördert, die Beinmuskulatur wird gestärkt.
Besser nicht:
Bei Blutdruckproblemen und wenn Sie häufiger
unter Schwindel leiden.

TANZENDER SHIVA
NATARAJASANA

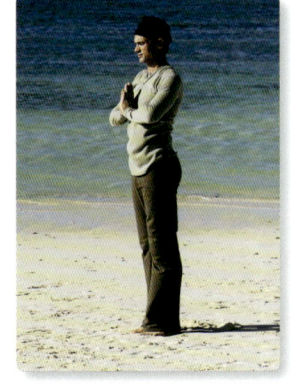

1

Aufrecht stehen, die Füße hüftbreit auseinander-
stellen. Die Hände vor der Brust zusammenlegen, die Schultern entspannen.

2

Einatmen und die Arme bis auf
Schulterhöhe ausbreiten.

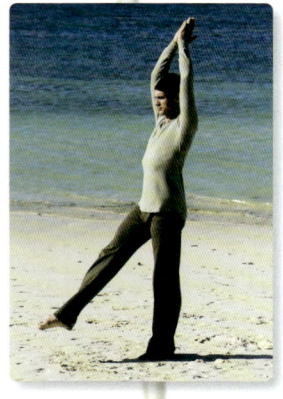

3

Ausatmend das rechte Knie anheben,
die Handflächen nach oben drehen
und die Ellbogen leicht anwinkeln.

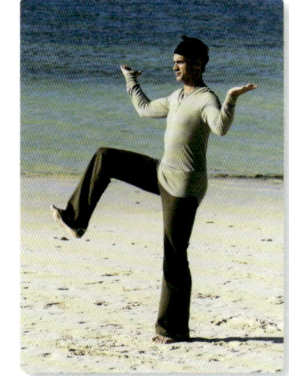

4

Einatmend das rechte Bein schräg
nach vorn strecken, die Hände über
dem Kopf zusammenlegen.

5

Ausatmend das rechte Bein nach hinten
strecken, den Oberkörper nach vorn beugen
und die Hände vor der Brust zusammenlegen.

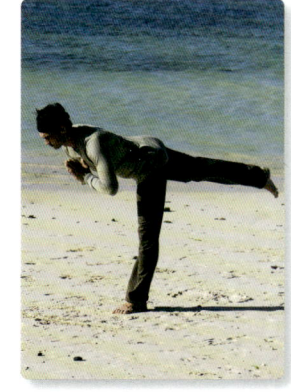

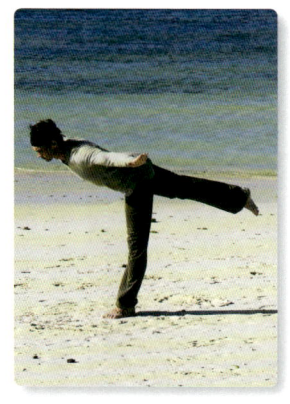

6

Einatmend die Arme zur Seite strecken.

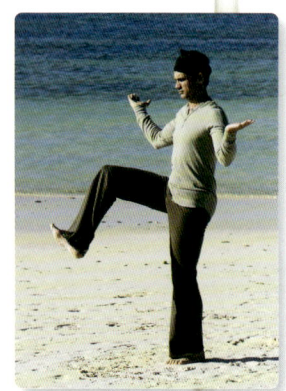

7

Ausatmend den Oberkörper aufrichten, das rechte Bein vor dem Körper anwinkeln, den Unterschenkel dabei leicht nach außen drehen. In dieser Position verweilend gleichmäßig atmen. Die Handflächen zeigen nach oben.

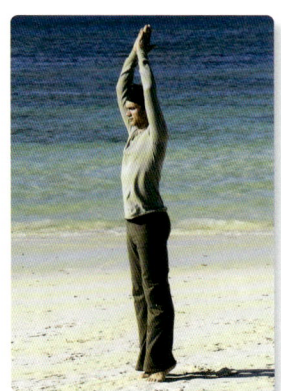

8

Einatmend auf die Zehenspitzen stellen, die Arme weit nach oben strecken und die Handflächen zusammenlegen.

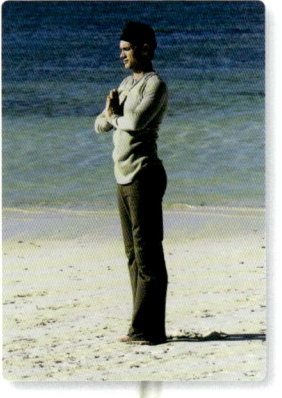

9

Ausatmend wieder auf die Füße kommen, die Hände vor die Brust ziehen. Gleichmäßig atmen. Die Übung mit dem linken Bein wiederholen. Auf der nachfolgenden Seite finden Sie den vollständigen Bewegungsablauf.

Wirkung:
Fördert Konzentration, Körperbewusstsein und Gleichgewichtssinn, stärkt das Standvermögen, verbessert die Durchblutung.
Besser nicht:
Bei Arthrose in Knien, Hüften oder Fußgelenken und Problemen mit den Lendenwirbeln.

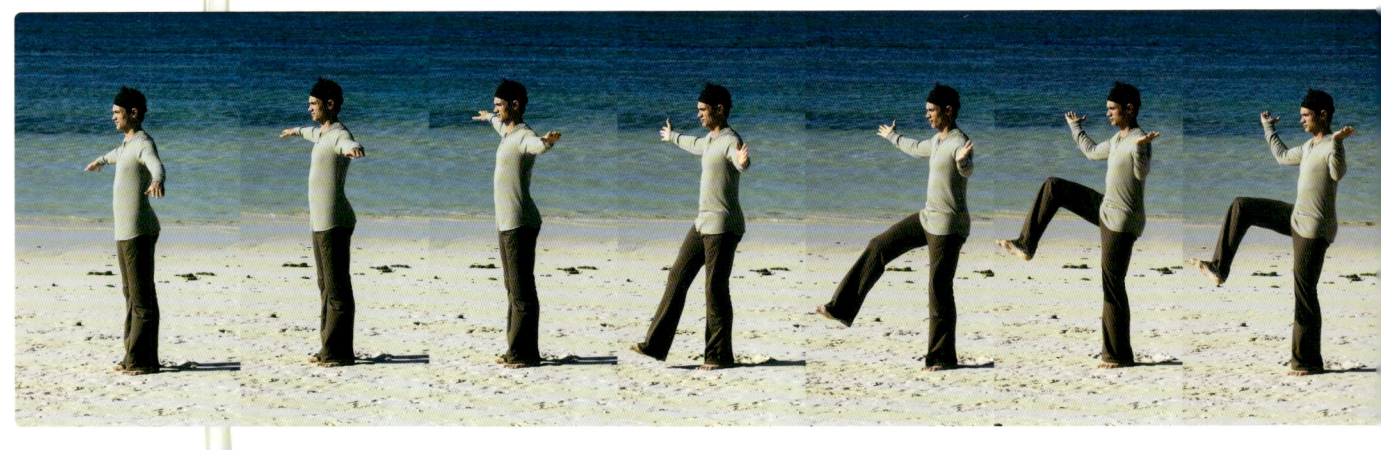

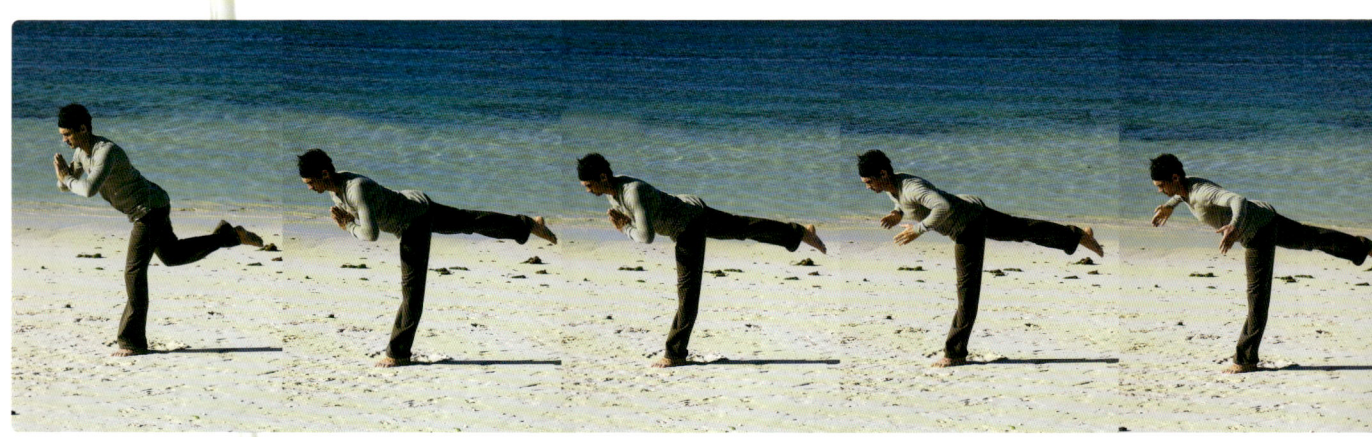

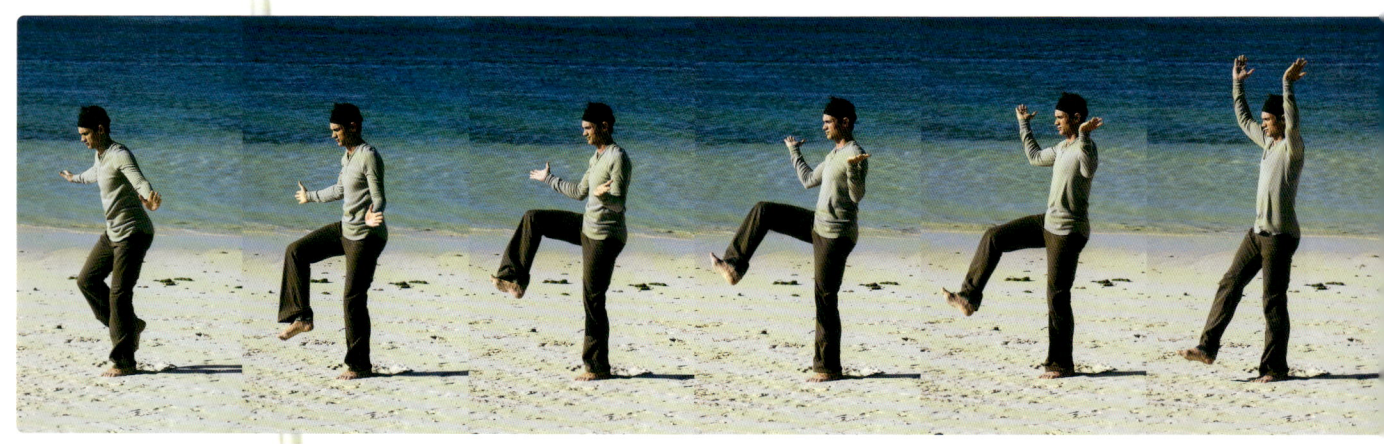

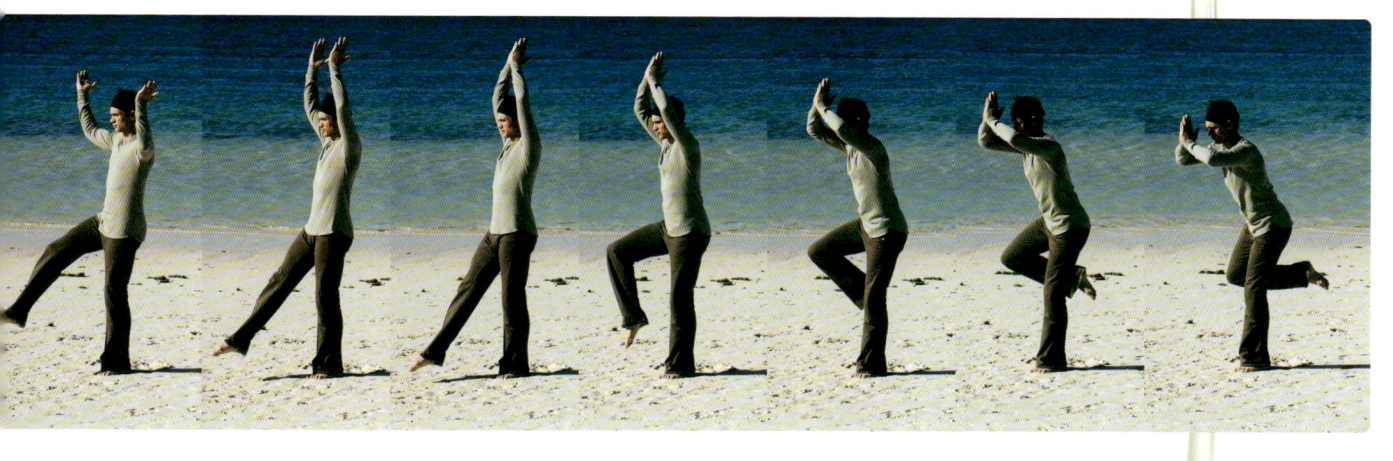

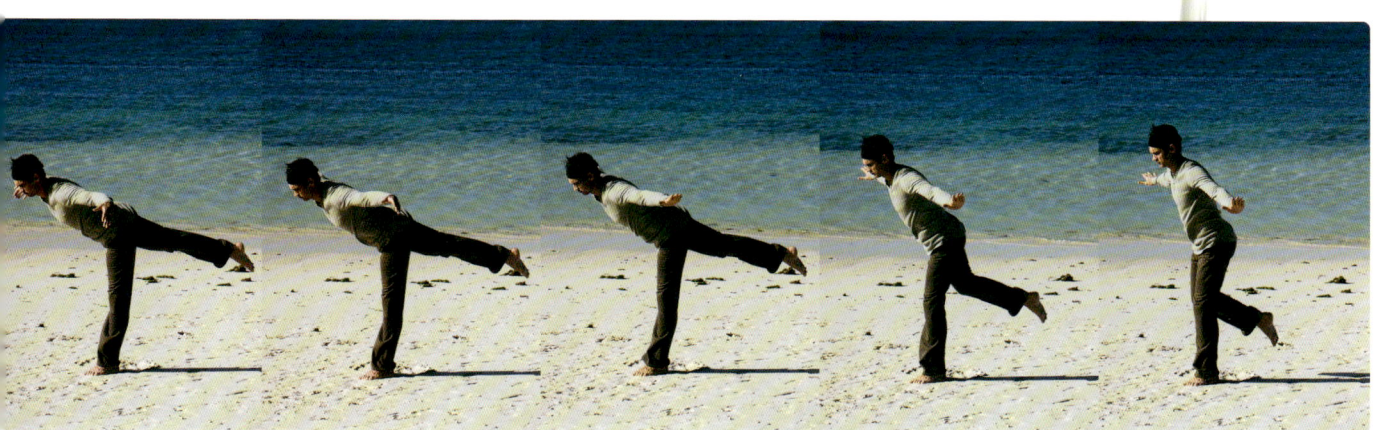

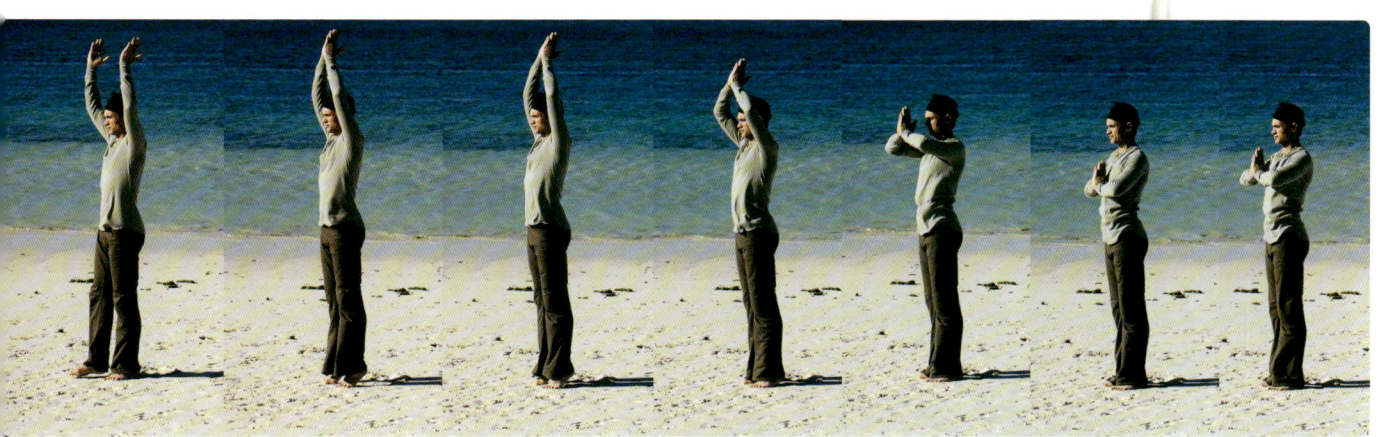

ÜBUNGEN IM SITZEN

Dies war mein erster »Meditationssitz«, als ich neun Jahre alt war, da der Fersensitz immer zu Beginn und am Ende einer Judostunde praktiziert wurde.

Schauen Sie sich alle Übungen erst genau an, und lesen Sie die Anleitung durch, um die Übung dann langsam und sorgfältig auszuführen. Auf Signale des Körpers achten: Man soll sich nicht quälen, aber dennoch fordern.

DER FERSENSITZ
VAJRASANA

Diese Haltung wird auch einfacher Sitz genannt.

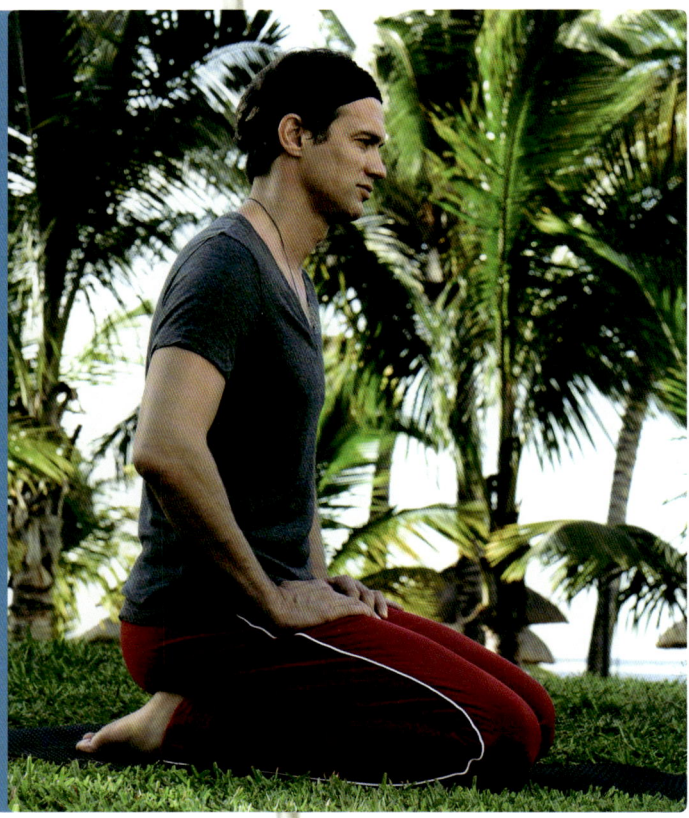

Auf beide Fersen setzen, die Beckenknochen liegen auf den Fußsohlen. Den Brustkorb anheben, um den Rücken gerade zu halten, den Kopf senken, um den Nacken zu strecken. Die Schultern sollten entspannt sein und der Atem frei fließen können.

Wirkung:
Der Atem kann fließen, der Rücken wird gestreckt.
Besser nicht:
Bei Problemen mit den Knien.

DIE DEMUTSHALTUNG
BHEKIASANA

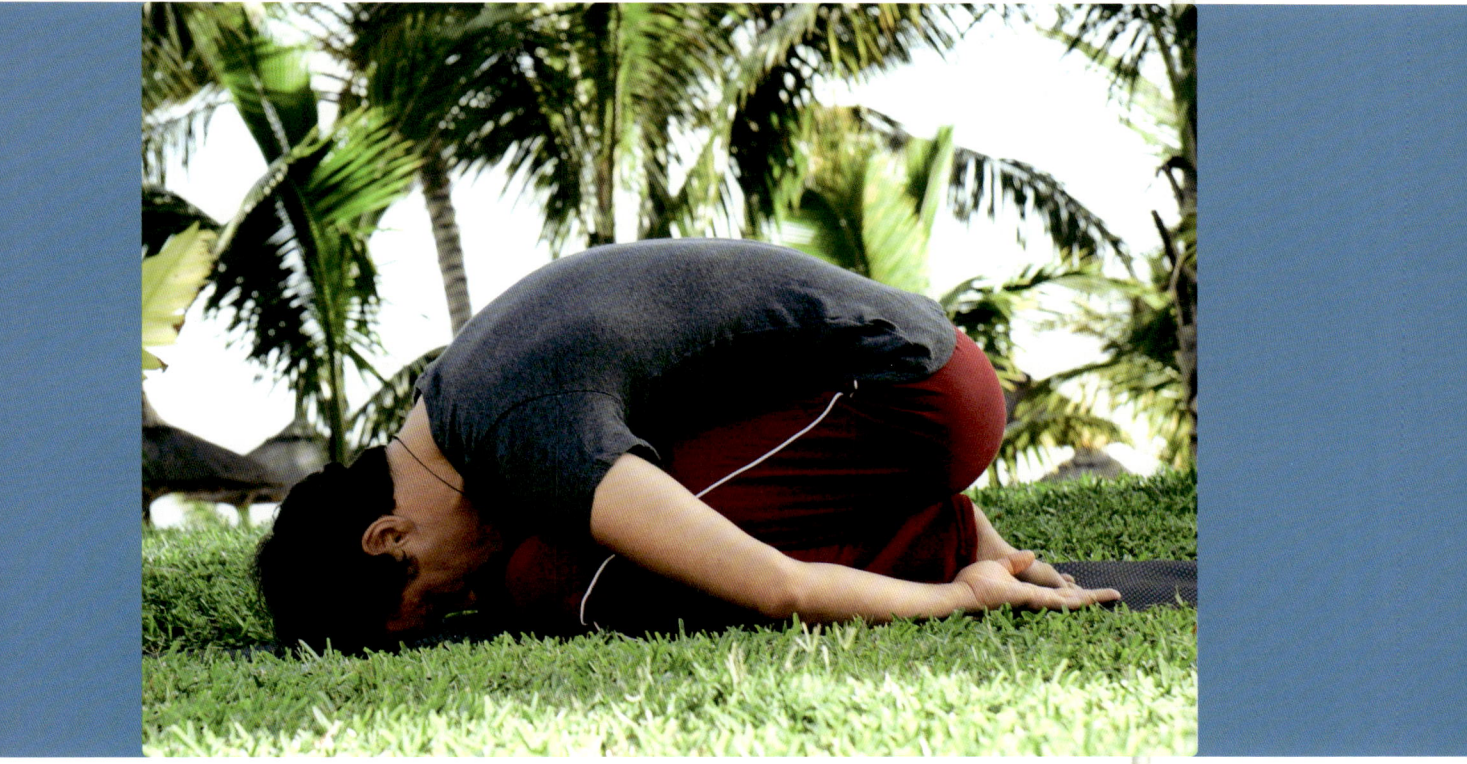

In den Fersensitz kommen. Den Oberkörper auf die Oberschenkel, den Kopf auf
den Boden, die Arme neben die Beine nach hinten legen, die Handflächen zeigen
nach oben. Dabei den Rücken dehnen, die Schultern in Richtung Boden ziehen.
Tief ein- und ausatmen. Zurück in den Fersensitz kommen.
Hilfreich bei Stress: Den unteren Rücken eine Weile mit beiden Händen sanft klopfen.

Wirkung:
Entspannung für den ganzen Körper, Dehnung der Wirbelsäule.
Besser nicht:
Bei Kopfschmerzen oder Blutdruckproblemen.

DER DREHSITZ
ARDA MATSYENDRASANA

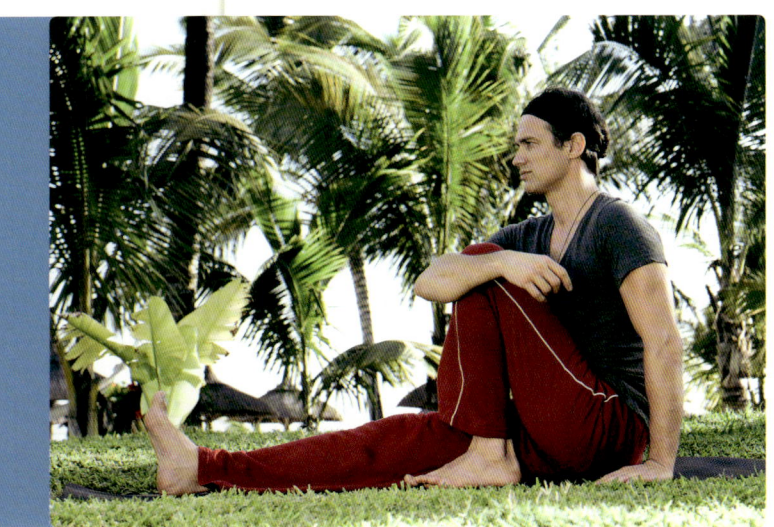

Im Sitzen mit ausgestreckten Beinen das linke Bein anwinkeln, hochziehen und den Fuß so hoch wie möglich an die Innenseite des rechten Beins stellen. Mit dem rechten Arm das Knie so umfassen, dass es in der Ellbogenbeuge liegt.

Die linke Hand hinter dem Oberkörper abstützen, den Oberkörper nun vom Becken heraus nach links drehen. Einige Atemzüge in der Haltung verweilen, in die Ausgangsstellung zurückkehren. Die Seite wechseln.

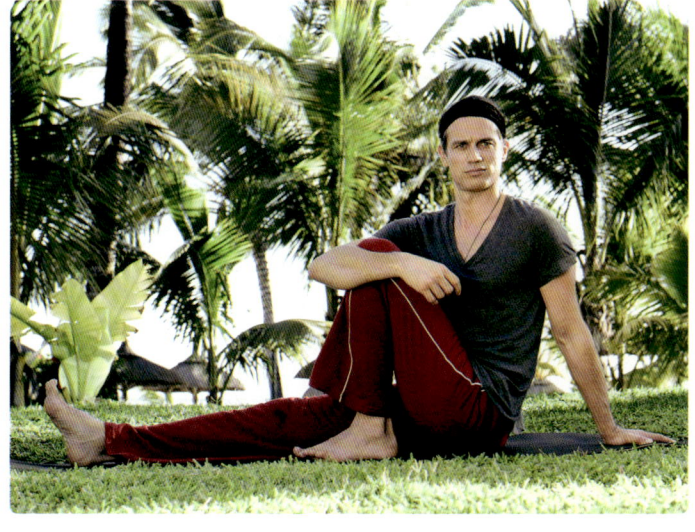

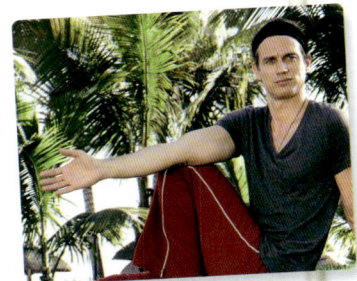

Variante:
Den Arm vor dem linken Knie gerade ausstrecken.

Wirkung:
Die Wirbelsäule und die Hüften werden beweglicher, innere Organe (Niere und Darm) angeregt.
Besser nicht:
Bei Hexenschuss oder anderen Rückenproblemen.

HALTUNGEN DER HÄNDE

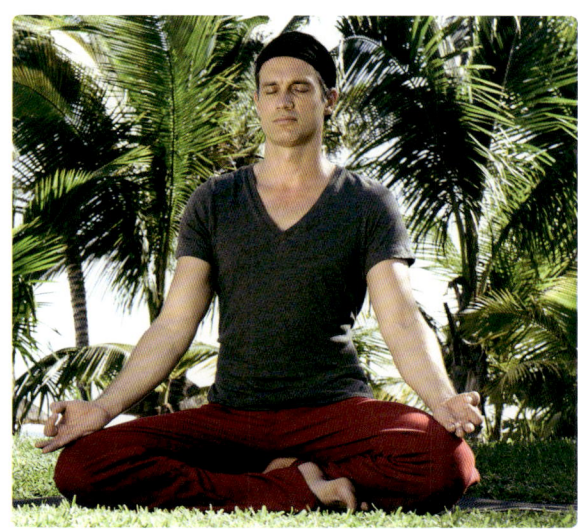

Die Hände auf die Knie legen
und Daumen und Zeigefinger
aneinanderlegen.

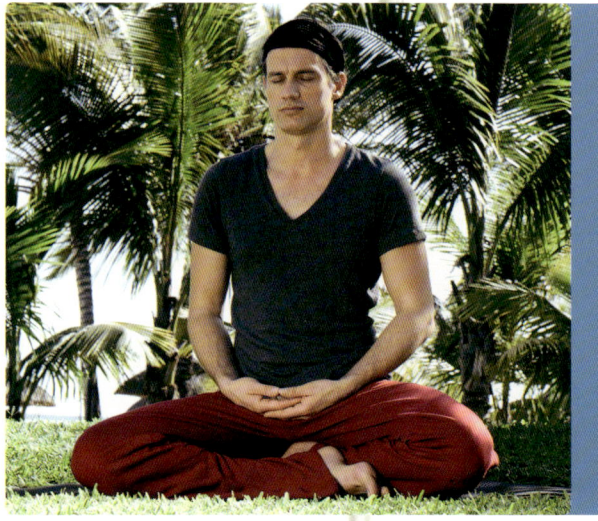

Die linke Hand ist wie eine Schale
geöffnet, in die sich der
Handrücken der rechten
schmiegt. Eine Handhaltung,
wie sie in Tibet üblich ist.

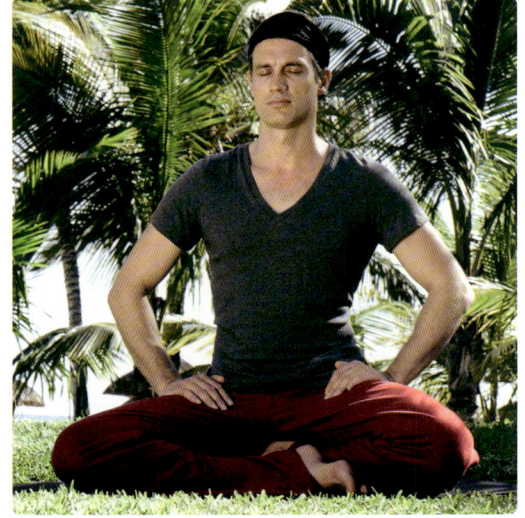

Die Hände liegen flach und entspannt auf den Oberschenkeln.

Wirkung:
Macht den Atem frei, öffnet den
Brustraum, entspannt.
Besser nicht:
Bei Problemen im Schulterbereich.

DIE LUNGENPOSITION
GUMUKHASANA MIT URDHVA BADDHA HASTASANA

Gerade sitzen. Die Wirbelsäule aufrichten. Den linken Fuß neben die
rechte Gesäßhälfte, den rechten
neben die linke ziehen, so dass
beide Knie vor der Körpermitte
übereinanderliegen, die Fußsohlen zeigen nach außen.
Ein Kissen unter dem Gesäß hilft,
die Wirbelsäule aufzurichten.

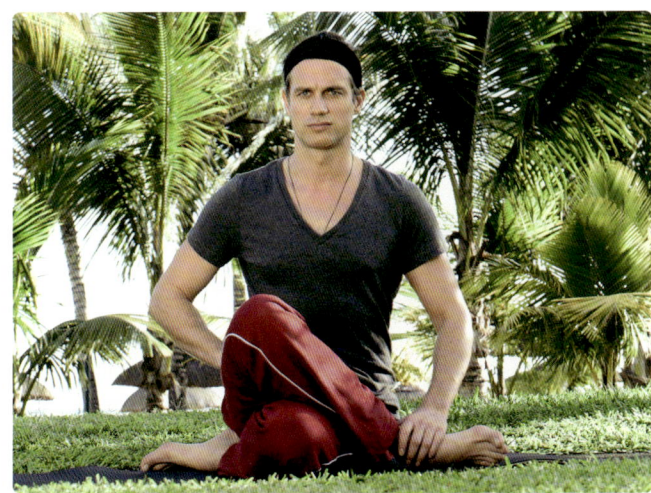

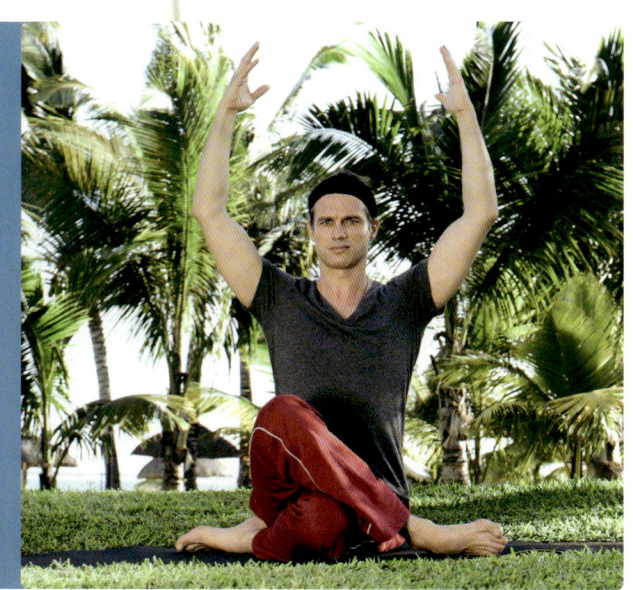

Beide Arme nach oben strecken, die
Schultern unten lassen. Ruhig ein-
und ausatmen. Tief ins Gesäß oder
den tiefstmöglichen Punkt atmen,
auch wenn das merkwürdig klingt.
Den Bodenkontakt spüren. Die Arme
wieder sinken lassen. Entspannen. Die
Seite wechseln und die Übung einige
Male wiederholen.

Wirkung:
Die Wirbelsäule lässt sich in dieser Haltung besonders
gut aufrichten und der Atem kann frei fließen.
Besser nicht:
Bei Problemen mit der Lendenwirbelsäule.

DER KUHKOPFSITZ
SUKHASANA

Wenn man möchte, kann man sich auf ein Yogakissen oder zwei zusammengefaltete Decken setzen. Den rechten Fuß neben die linke Gesäßhälfte, den linken neben die rechte ziehen, so dass beide Knie vor der Körpermitte übereinander liegen, die Fußsohlen zeigen nach außen.

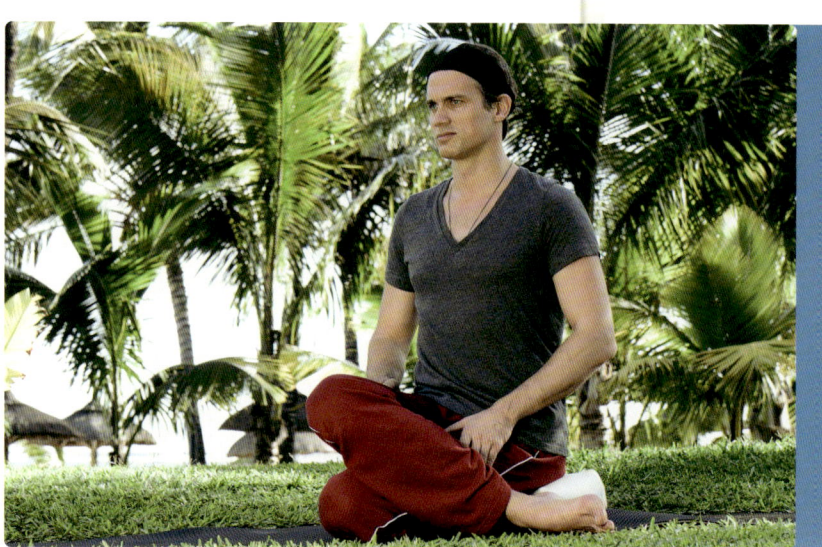

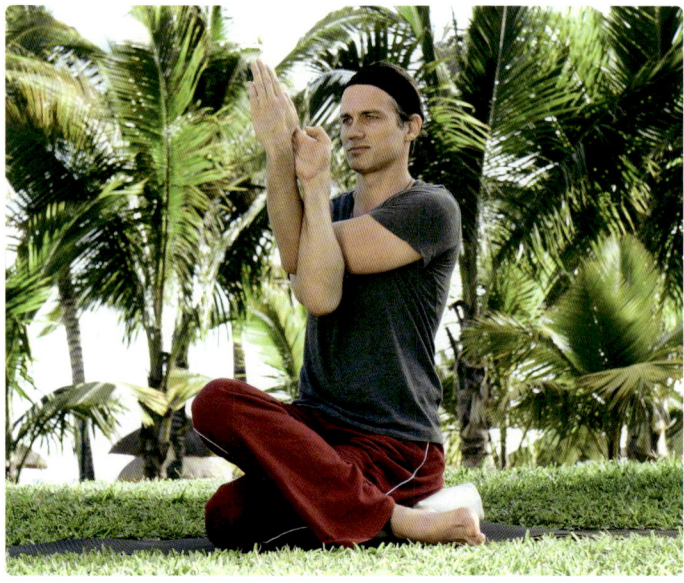

Den rechten Ellbogen vor dem Körper beugen und den linken Arm so um den rechten Arm legen, dass die Finger der linken Hand die rechte Handfläche berühren können. Ruhig ein- und ausatmen. Dann die Position wechseln.

Wirkung:
Dehnt wunderbar die Oberschenkel und weitet den Brustkorb, vertieft den Atem.
Besser nicht:
Bei Kniebeschwerden und Schmerzen in den Hüften und der Lenden- und Halswirbelsäule.

DER HALBMOND
EKA PADA ANJANEYASANA

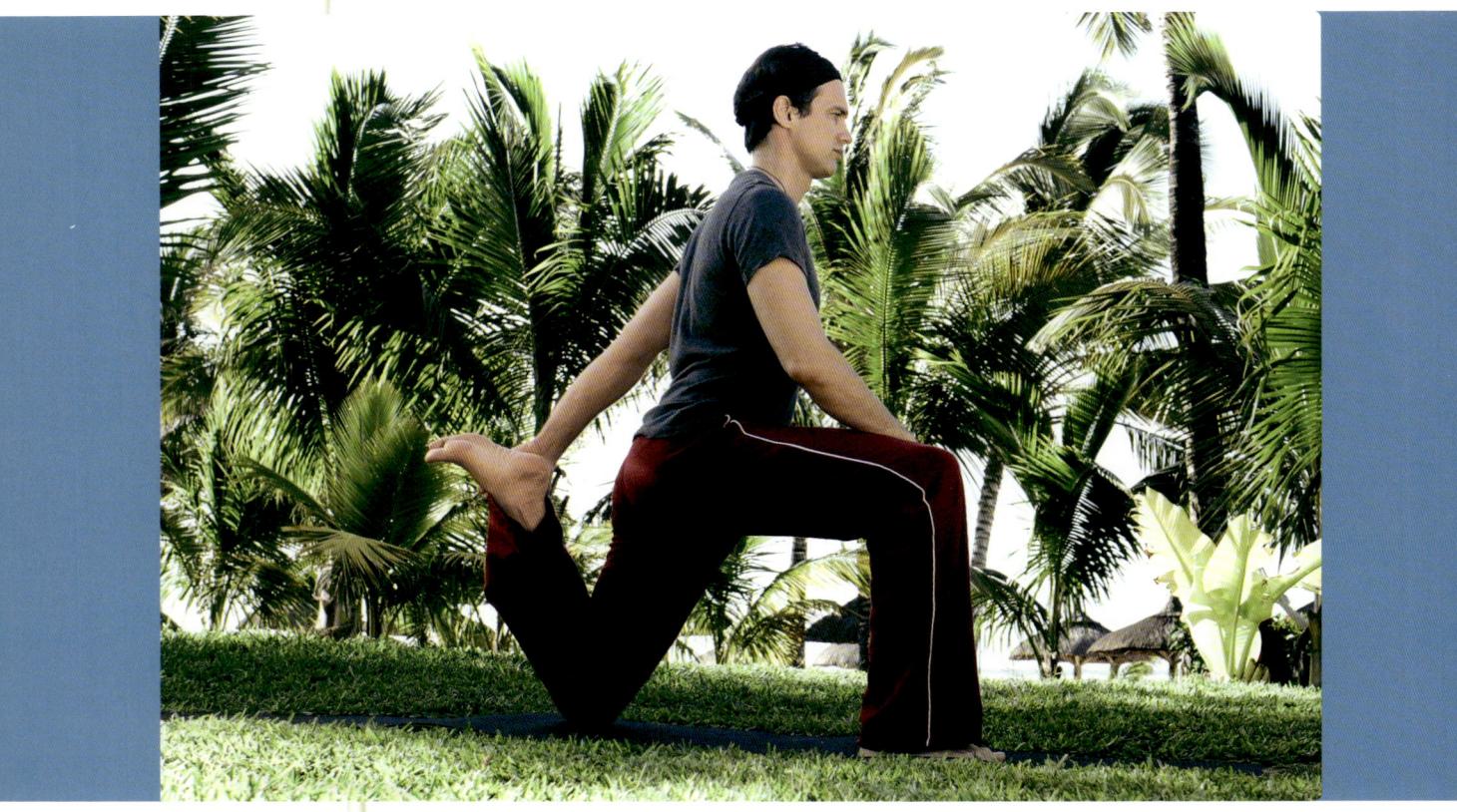

Den Kniestand einnehmen. Einatmen. Den rechten Fuß aufstellen, das linke Bein
anwinkeln. Ausatmen. Mit der linken Hand den linken Fuß umfassen und den Unterschenkel nach oben Richtung Gesäß ziehen. Einige Sekunden in dieser Stellung
verharren, in die Ausgangsstellung zurückkommen und die Seite wechseln.
Eine gute Unterlage für die Knie ist wichtig!

Wirkung:
Beseitigt Magenbeschwerden und hilft bei
Nierenproblemen. Dehnt die Oberschenkel.
Besser nicht:
Bei Schmerzen in Hüft- oder Kniegelenken.

DIE UMGEDREHTE KOPF-KNIE-STELLUNG
PARIVRITTA JANU SIRSASANA

Mit ausgestreckten, etwas gegrätschten Beinen und aufrechtem Oberkörper sitzen. Den linken Fuß an den rechten Oberschenkel legen.

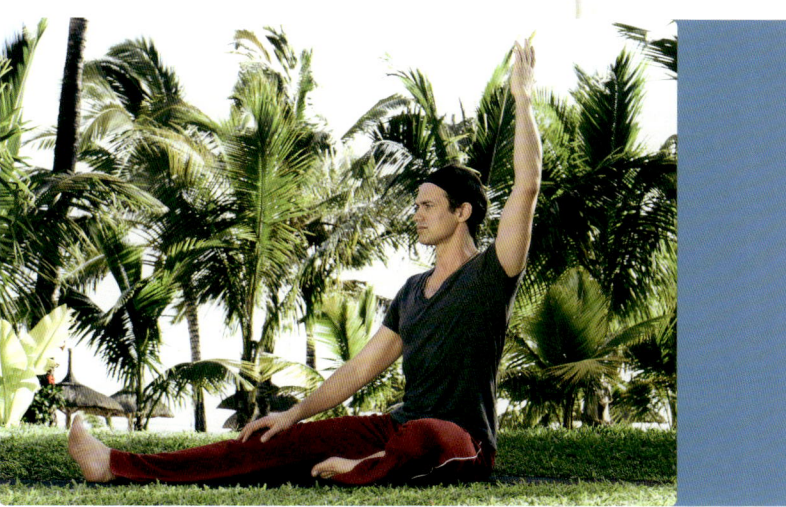

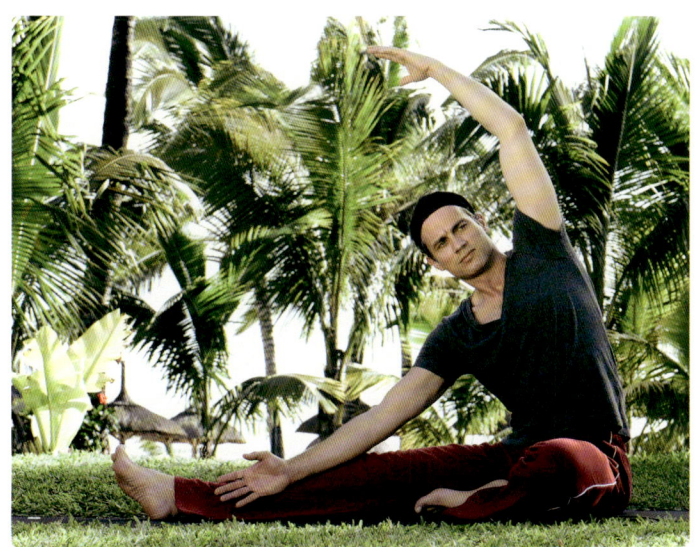

Beide Arme so weit Richtung Fuß bewegen, wie es möglich ist. Dabei den Oberkörper und den Bauch, nicht nur den Kopf, Richtung Oberschenkel ziehen.
In dieser Stellung einige Male tief ein- und ausatmen, dann in die Ausgangsstellung zurückkommen und die Seite wechseln.

Wirkung:
Regt vor allem die Funktion von Niere und Leber an. Belebt und erfrischt, weckt neue Lebensgeister.
Besser nicht:
Bei Schmerzen im Oberbauch und Problemen mit der Lendenwirbelsäule und den Schultergelenken.

DIE KUHMAUL-STELLUNG
GOMUKHASANA

Diese Übung auch immer mal wieder zwischendurch machen, denn sie kann auch gut im Stehen oder auf einem Stuhl sitzend ausgeführt werden.

Den linken Fuß neben die rechte Gesäßhälfte legen, das rechte Bein darüber nach links kreuzen, so dass die Knie fast übereinander liegen.

Den linken Arm hinter dem Rücken so anwinkeln, dass der Ellbogen am Rücken anliegt, Handfläche nach außen. Den rechten Arm hinter dem Kopf so anwinkeln, dass die Finger der rechten Hand sich mit den Fingern der linken Hand verhaken können. 30 Sekunden halten, dann die Seite wechseln.

Wirkung:
Macht Knöchel, Hüft- und Kniegelenke beweglich, dehnt die Schultergelenke, öffnet den Brustraum.
Besser nicht:
Bei Schulterbeschwerden.

DER HUND
ADHO MUKHA SVANASANA

Den Vierfüßlerstand einnehmen. Die Finger spreizen, Füße auf die Zehen stellen.

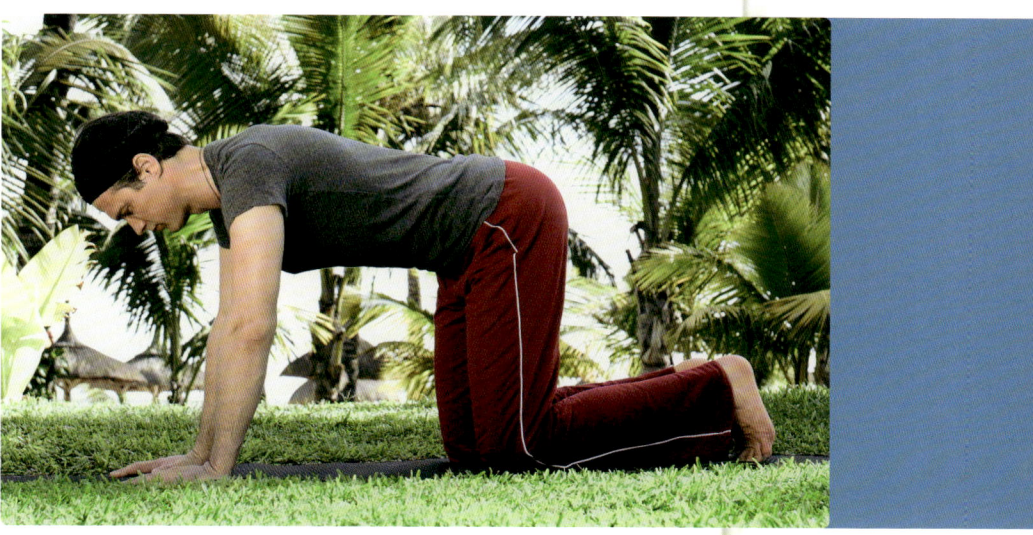

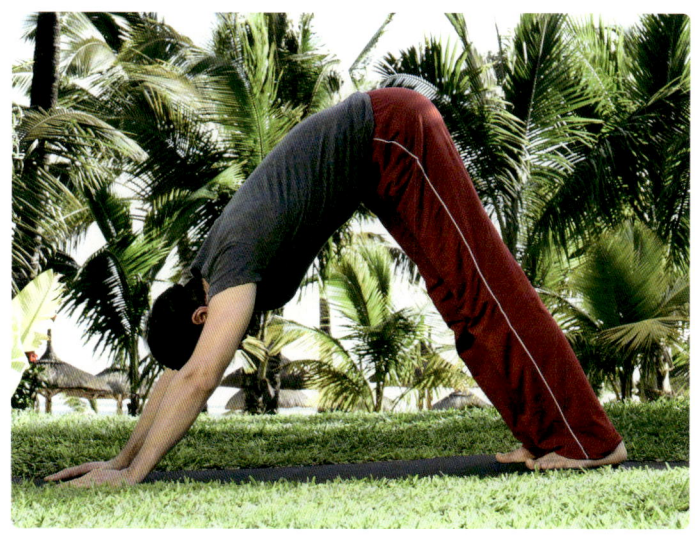

Das Gesäß so nach oben ziehen, dass Ober- und Unterkörper ein Dreieck bilden. Das Gewicht liegt auf den Zehen. Arme dehnen, der Kopf bildet mit den Armen eine Linie. Die Fersen Richtung Boden ziehen. Gleichmäßig atmen. Zurück in den Vierfüßlerstand kommen.

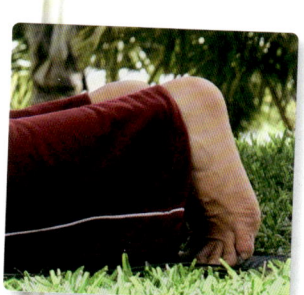

Deutlich erkennbar: die Stellung der Zehen.

Wirkung:

Der Rücken wird gedehnt, Beine und Schultern gekräftigt.

Besser nicht:

Bei Beschwerden in den Hand- und Schultergelenken.

DAS KAMEL
USTRASANA

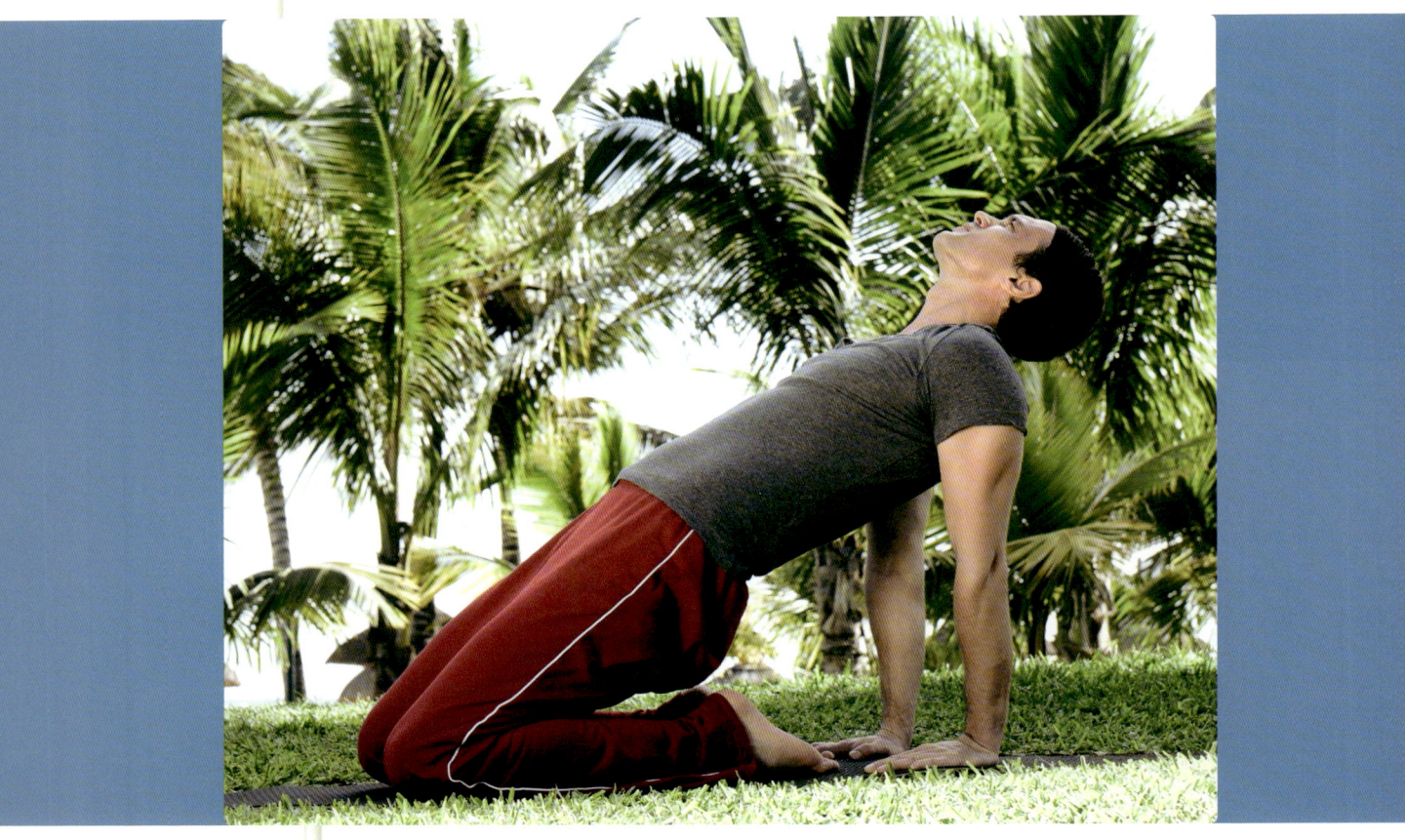

In den Fersensitz kommen. Die Verbindung der Unterschenkel mit dem Boden spüren. Einatmend die Handflächen hinter dem Oberkörper so aufsetzen, dass die Fingerspitzen zu den Füßen zeigen. Gesäß, Oberkörper und Kopf nach oben heben, so dass sie eine gerade Linie bilden.
Eine besonders hilfreiche Übung für alle Jogger.

VARIANTE

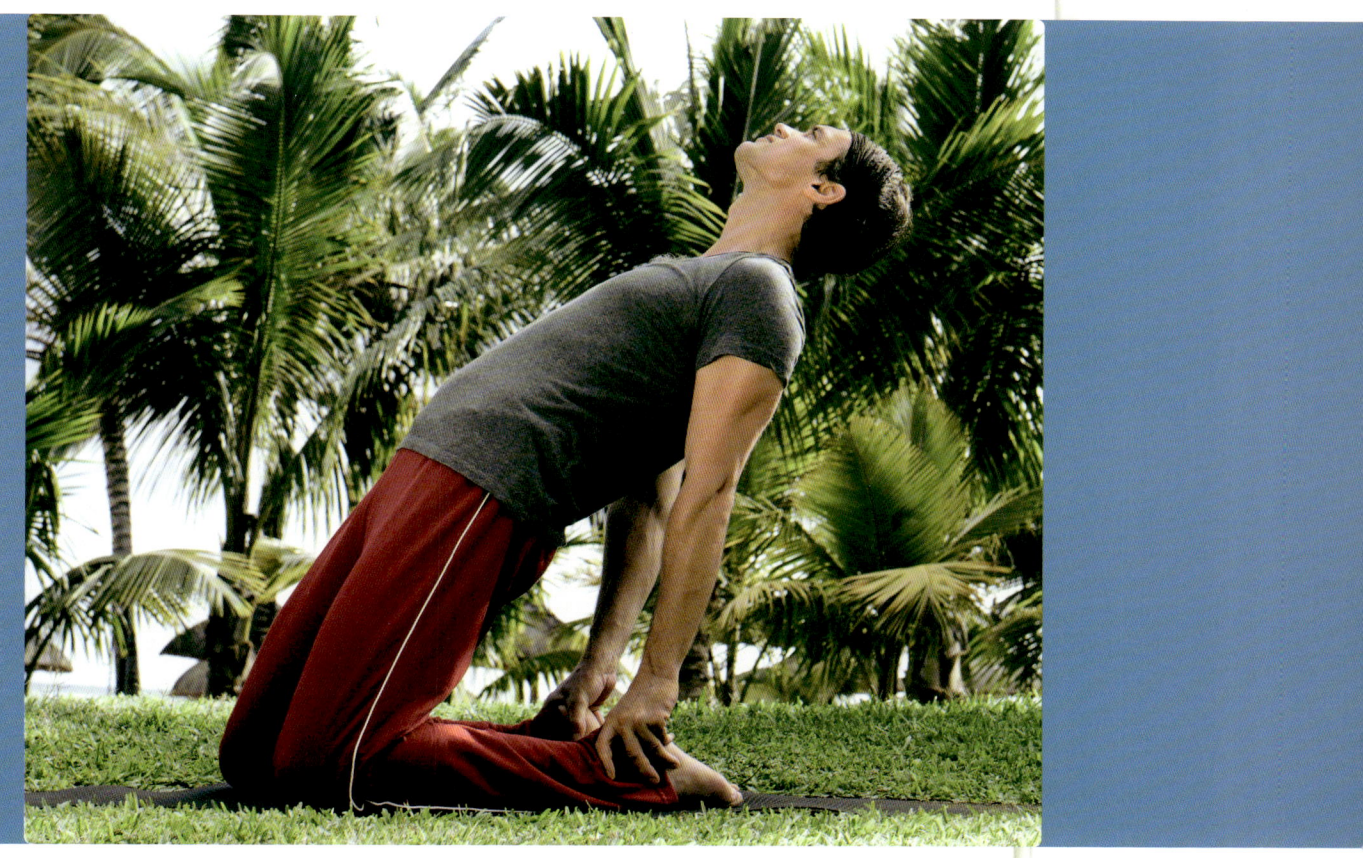

Ausatmend das Becken weiter nach oben drücken, den Oberkörper zurück-
beugen, den Kopf nach hinten fallen lassen. Beide Fersen mit den Händen
umfassen. Ein- und ausatmend kurze Zeit in dieser Position verharren. Dann
wieder in den Fersensitz kommen und die Übung noch zweimal wiederholen.
Diese Übung ist für Fortgeschrittene geeignet.

Wirkung:
Der Oberkörper und die Rippenmuskulatur werden dadurch
gedehnt, die Durchblutung wird verbessert.
Besser nicht:
Bei Schilddrüsen- und Rückenproblemen oder Arthrose in den Knien.

ÜBUNGSFOLGE KAMEL

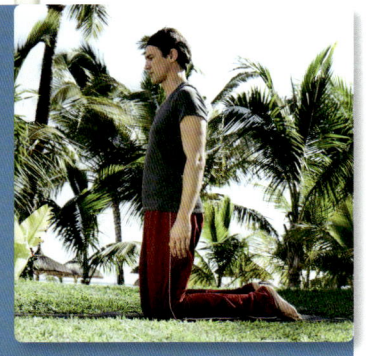

Im Kniestand die Verbindung von Knien,
Unterschenkeln und Füßen zum Boden spüren.
Die Wirbelsäule gerade aufrichten.

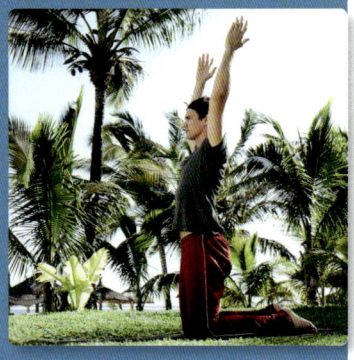

Einatmend die Arme vor dem Körper
weit nach oben heben.

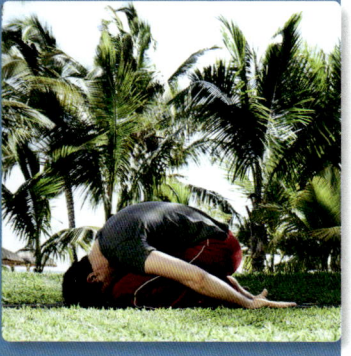

Ausatmen und den Körper senken, die Arme
neben den Unterschenkeln ablegen.

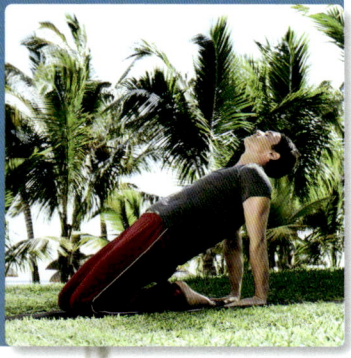

Einatmen und die Handflächen hinter den Füßen
so aufsetzen, dass die Finger zu den Füßen zeigen.
Becken und Brust anheben.

Ausatmend den Körper wieder nach vorn
auf die Oberschenkel legen, die Arme
neben den Unterschenkeln ablegen,
die Handflächen zeigen nach oben.

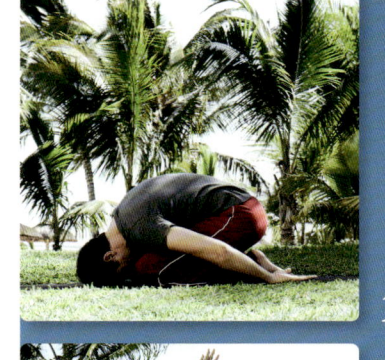

Einatmend in den Kniestand kommen.
Die Arme vor dem Körper nach oben strecken.
Die Schultern sind entspannt.

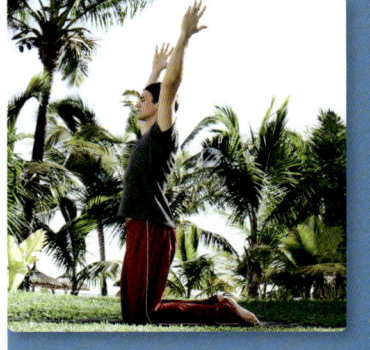

Ausatmend die Arme vor dem Körper absenken.

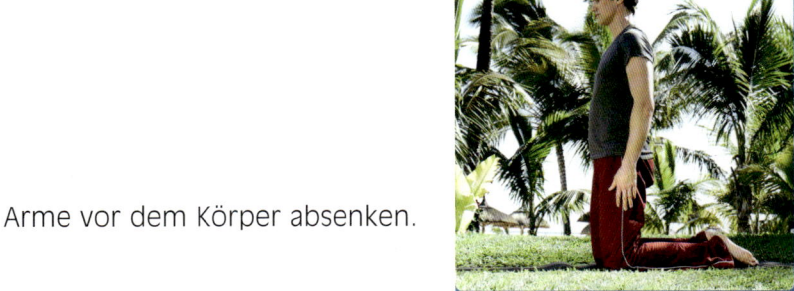

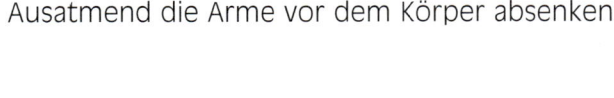

Einatmend die Arme vor dem Körper
weit öffnen, nach oben strecken und
die Übung von vorn beginnen.

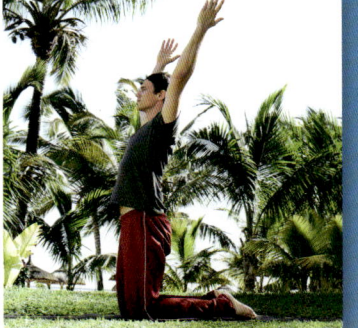

DIE KATZE
CAKRAVAKASANA

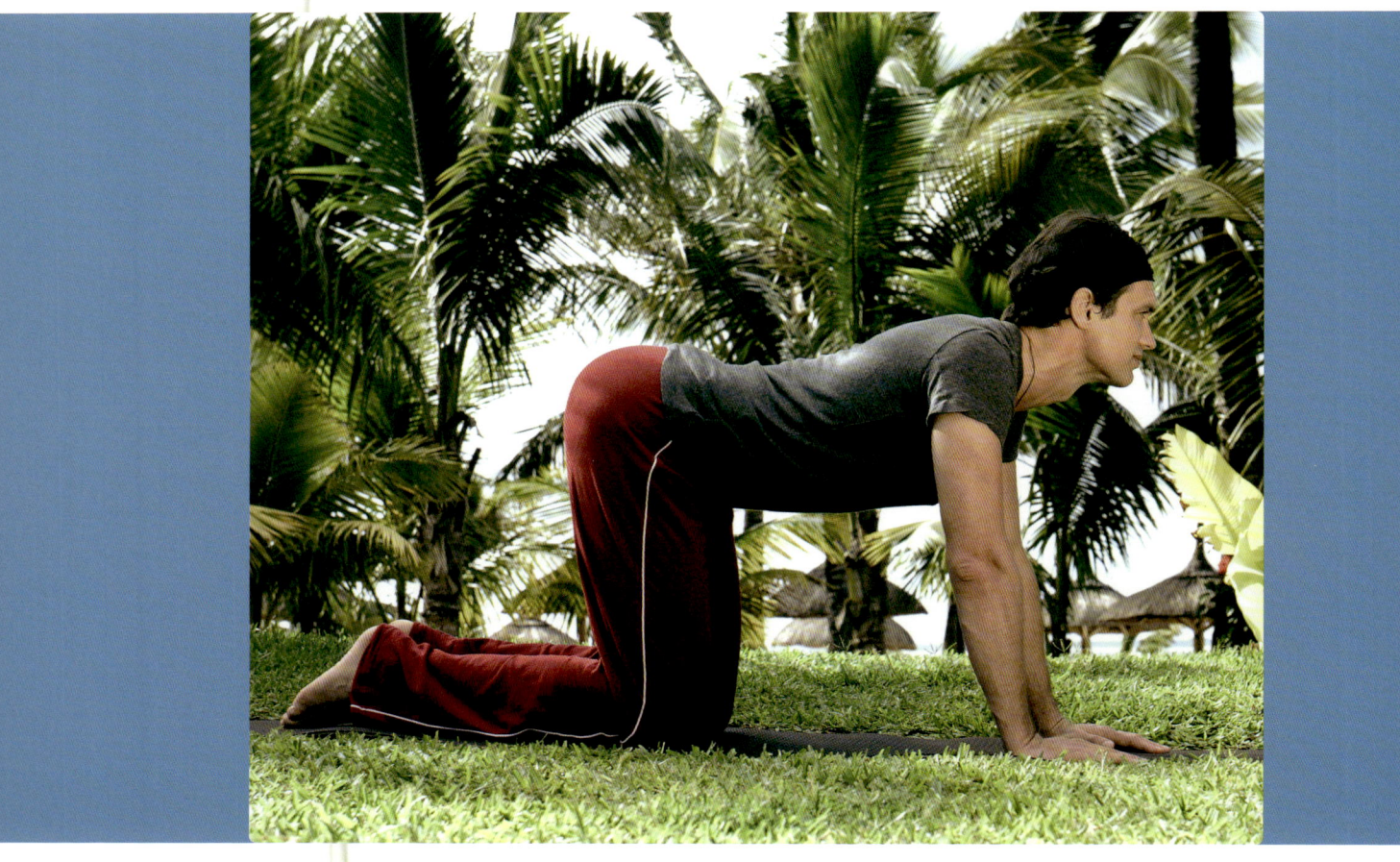

Den Vierfüßlerstand einnehmen, die Arme sind schulterbreit, die Knie hüftbreit auseinander. Einatmend ein Hohlkreuz machen, den Kopf anheben, geradeaus schauen. In dieser Haltung einige Atemzüge lang bleiben.
Diese Übung dürften viele noch aus der Schulzeit kennen.

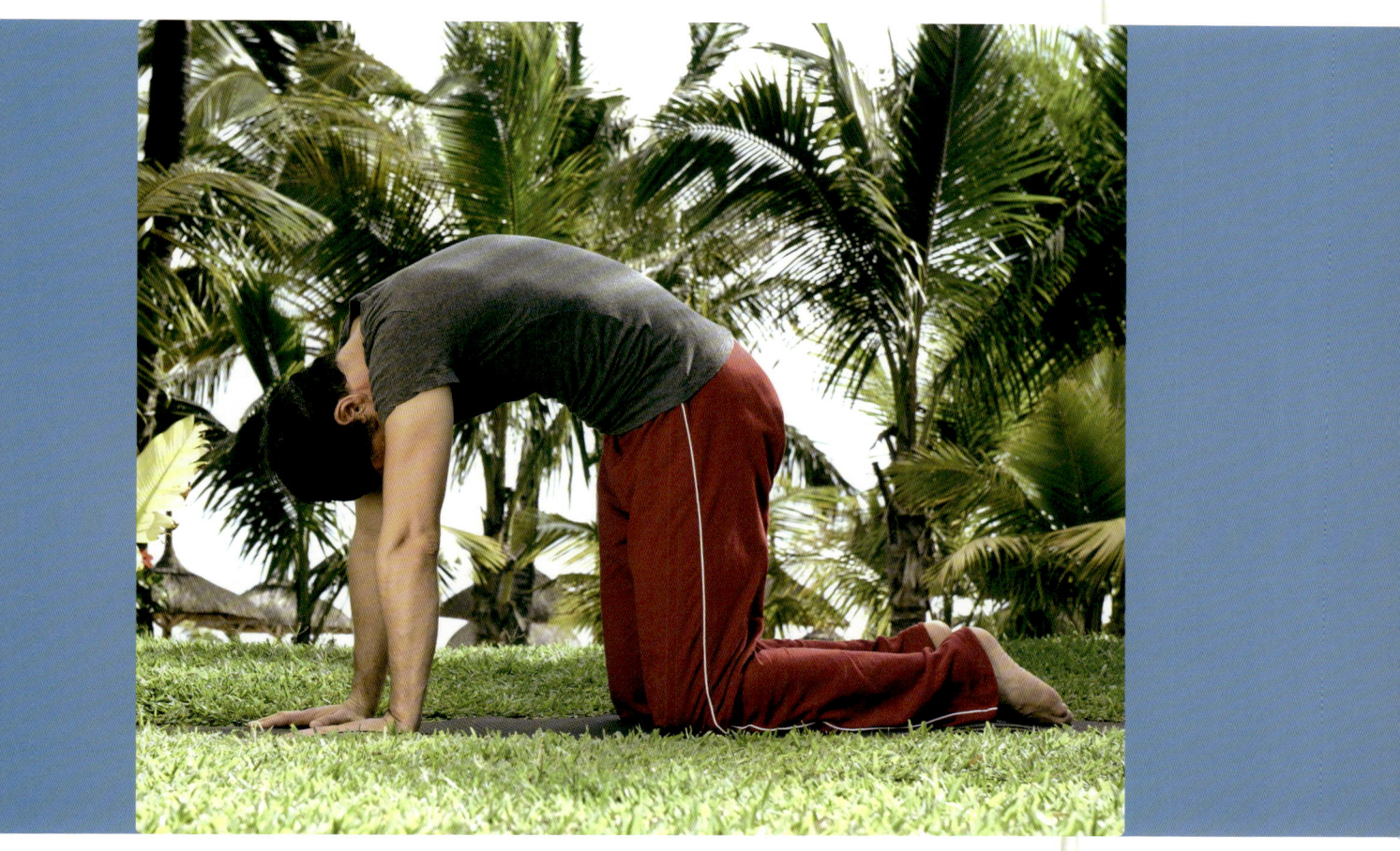

Den Bauch einziehen und ausatmend den Rücken rund machen, den Kopf hängen lassen. Einige Atemzüge in dieser Haltung verweilen, dann wieder ins Hohlkreuz gehen. Mehrfach nacheinander ausführen.

Wirkung:
Sorgt für die Beweglichkeit der Wirbelsäule, kräftigt den Nacken, löst Spannungen. Der Atem wird tiefer.
Besser nicht:
Bei Problemen mit der Hals- und Lendenwirbelsäule.

ÜBUNGEN IM LIEGEN

Achten Sie darauf, dass der Boden warm ist, auf dem Sie Übungen im Liegen ausführen.

Für alle Asanas, die im Liegen oder aus der liegenden Haltung heraus ausgeführt werden, gilt natürlich das Gleiche wie für alle anderen: Man sollte sich darum bemühen, die Übung so korrekt wie möglich zu machen, sich aber nicht dazu zwingen, wenn Schmerzen auftreten.

DIE TOTENSTELLUNG
SAVASANA

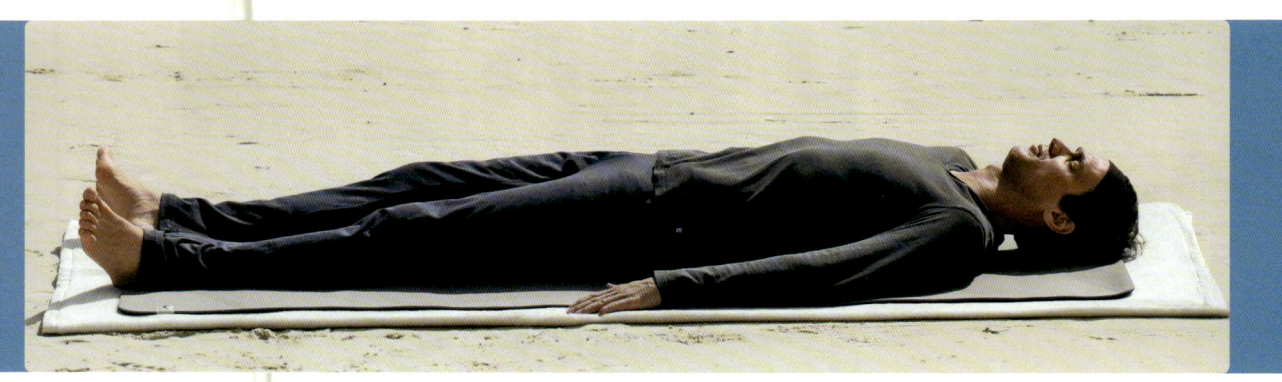

Auf den Rücken legen, die Beine leicht grätschen, die Füße fallen zur Seite. Die Arme liegen neben dem Körper, die Handflächen zeigen nach unten. Mit geschlossenen Augen gleichmäßig aus- und einatmen und ganz bewusst jeden Körperteil, von den Füßen bis zum Kopf, entspannen. Diese Asana ist vor allem am Ende einer Übungsfolge sinnvoll, weil sie beruhigt und entspannt.
Bei Rückenproblemen legen Sie sich eine zusammengerollte Decke unter die Knie.

Wirkung:
Die Leistungskraft wird erhöht, der Blutdruck gesenkt und der Rücken entlastet. Schlafstörungen bessern sich.
Besser nicht:
Bei sehr niedrigem Blutdruck.

ARMBEWEGUNGEN IM LIEGEN
TADAKA MUDRA

Auf dem Rücken liegend die Beine anwinkeln,
die Füße stehen hüftbreit auseinander. Die Verbindung des gesamten Rückens zum Boden
spüren. Die Arme liegen neben dem Körper, die
Handflächen sind flach. Den Atem fließen lassen.

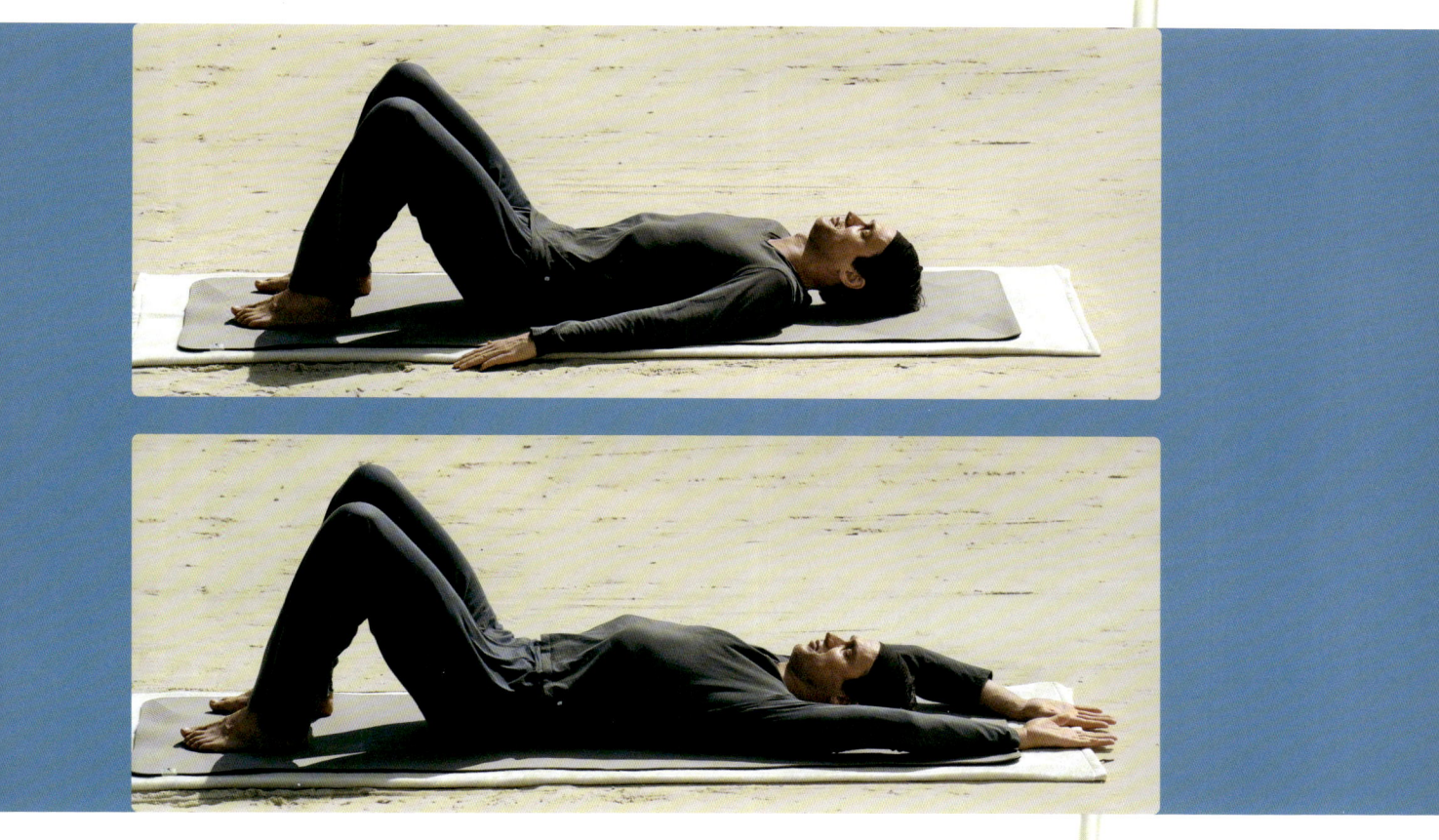

Einatmend die ausgestreckten Arme langsam nach hinten Richtung Boden führen.
Die Handflächen sind oben. Die sehr entspannende Übung mehrmals wiederholen.
Auf gleichmäßiges Ein- und Ausatmen achten.

Wirkung:
Macht die Schultern beweglich und entspannt, verbessert die Atmung.
Besser nicht:
Bei Problemen mit den Schultergelenken.

DIE SCHULTERBRÜCKE
DVIPAD PITHAM

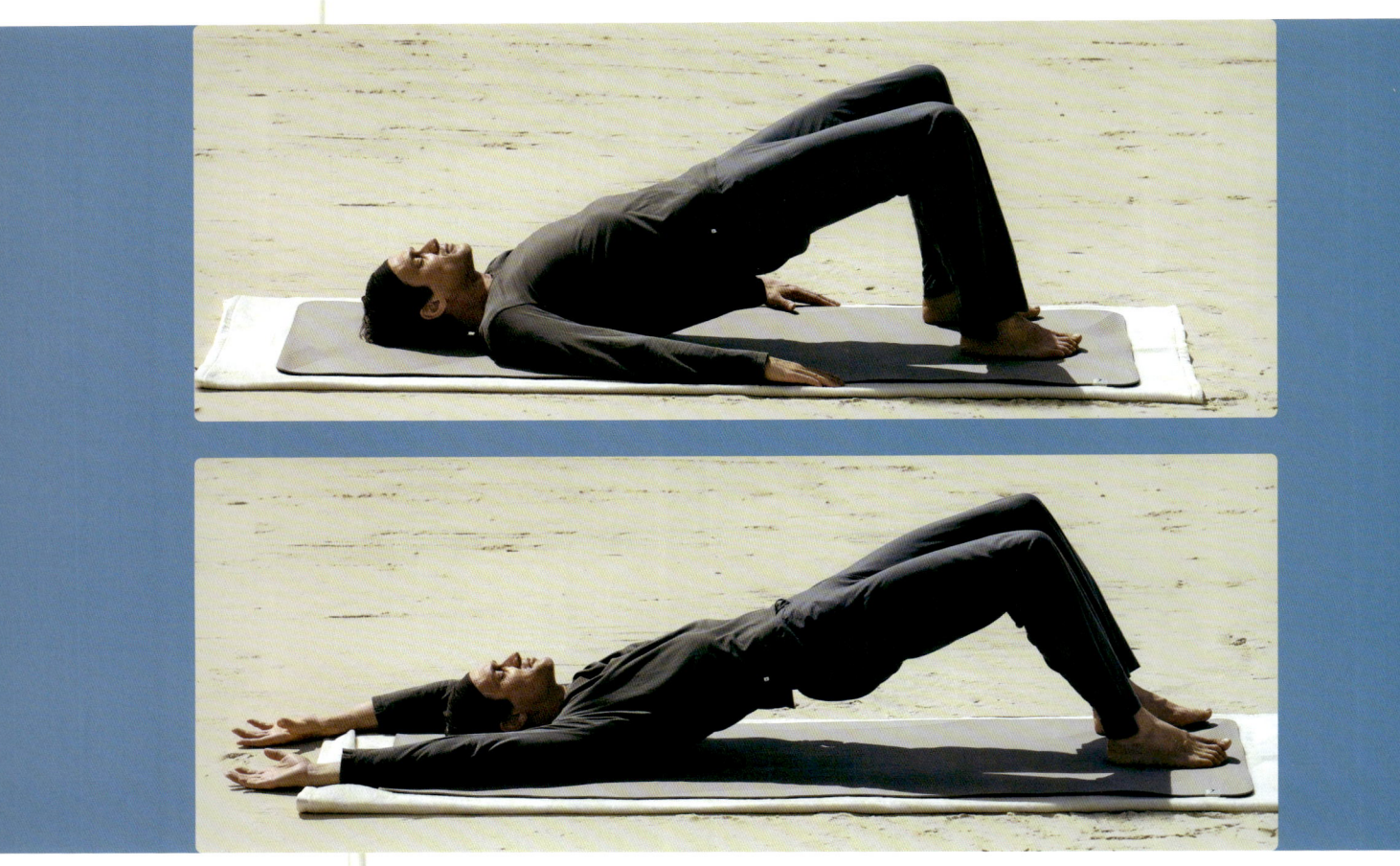

Aus der Rückenlage heraus die Beine anwinkeln. Die Füße stehen hüftbreit voneinander entfernt. Einatmend die Arme nach hinten legen und gleichzeitig Rücken und Gesäß so anheben, dass Oberkörper und Oberschenkel eine schräge Linie bilden. Ausatmend den Oberkörper langsam wieder senken und die Arme neben den Körper legen. Ruhig ein- und ausatmen und die Übung wiederholen.

Wirkung:
Die Rücken-, Gesäß- und Oberschenkel werden gedehnt und trainiert.
Besser nicht:
Bei starken Kopfschmerzen und Problemen mit der Halswirbelsäule.

DIE HALBE KERZE
VIPARITA KARANI

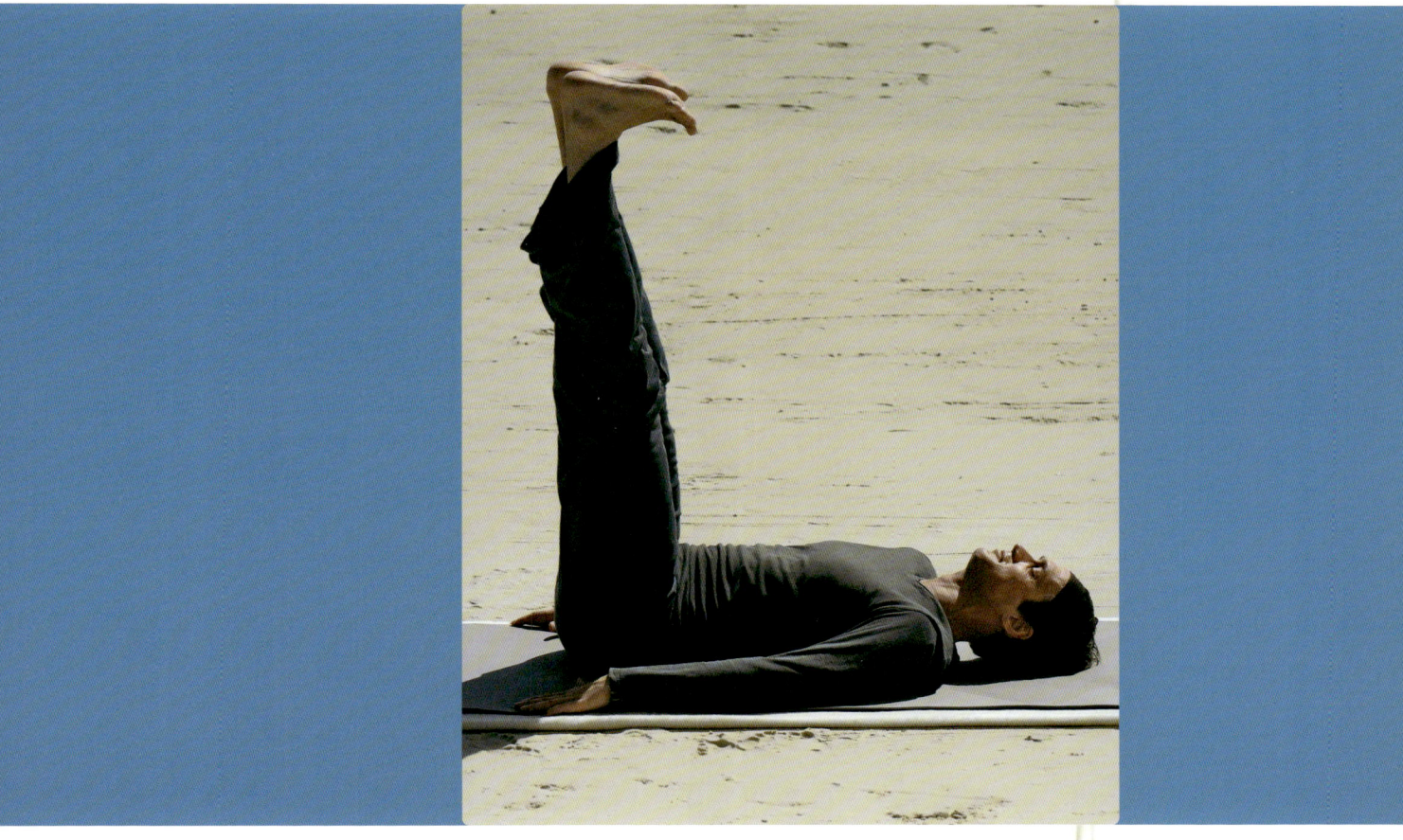

Die Rückenlage einnehmen (falls Sie es brauchen: Ein Kissen oder eine zweimal gefaltete Decke unter das Gesäß legen). Die Beine nach oben strecken. Den Oberkörper am Boden spüren.

Dies ist eine gute Vorübung für den Schulterstand.

Wirkung:
Entlastet die Venen, lindert Schmerzen der Lendenwirbel und entspannt. Die Sauerstoffzufuhr wird verbessert.
Besser nicht:
Bei hohem Blutdruck und in den ersten Schwangerschaftsmonaten.

DER SCHULTERSTAND
SARVANGASANA

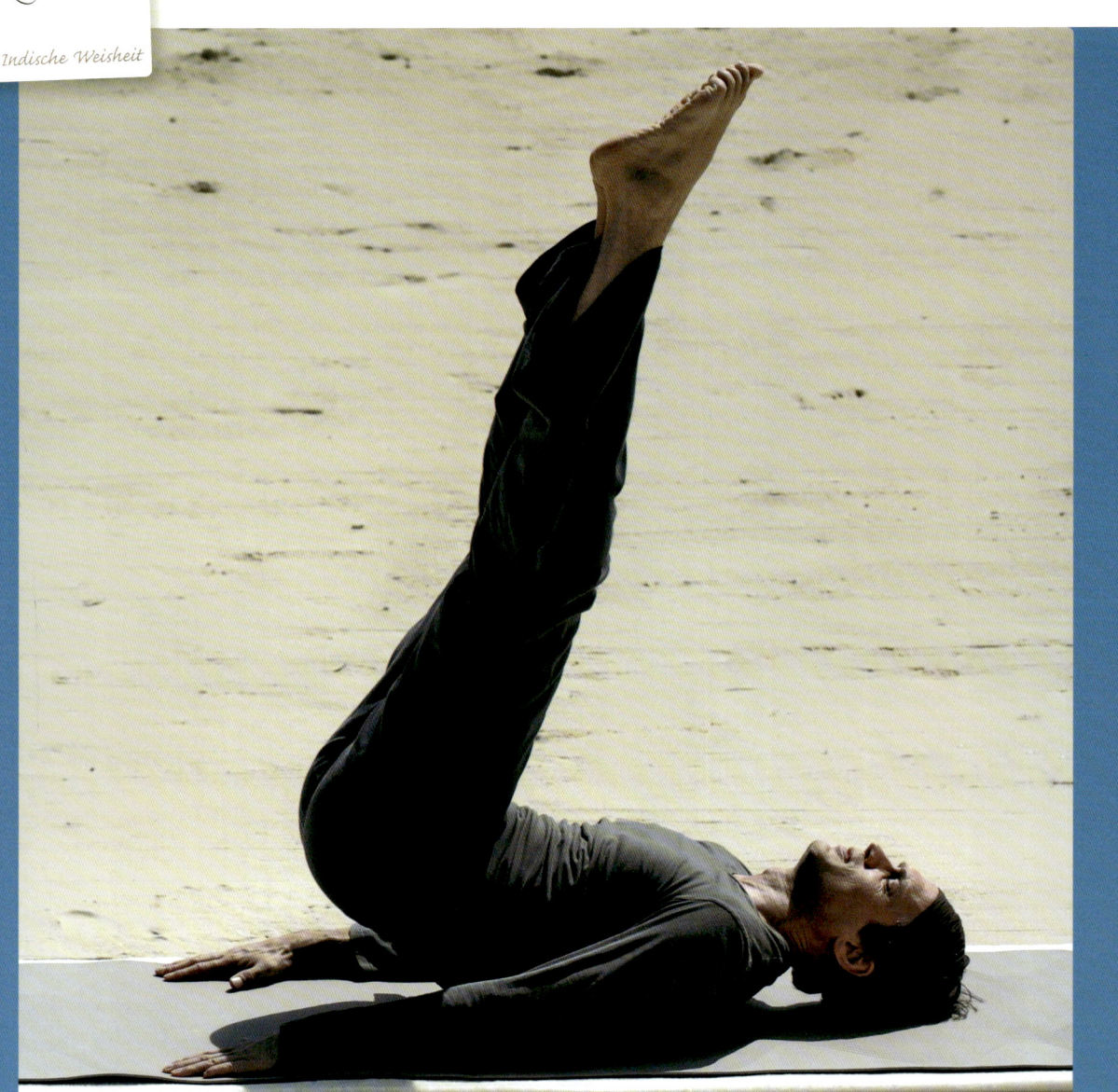

Auf den Rücken legen, die Beine liegen dicht nebeneinander,
die Handflächen auf dem Boden. Einatmend langsam die
Beine und das Becken heben.

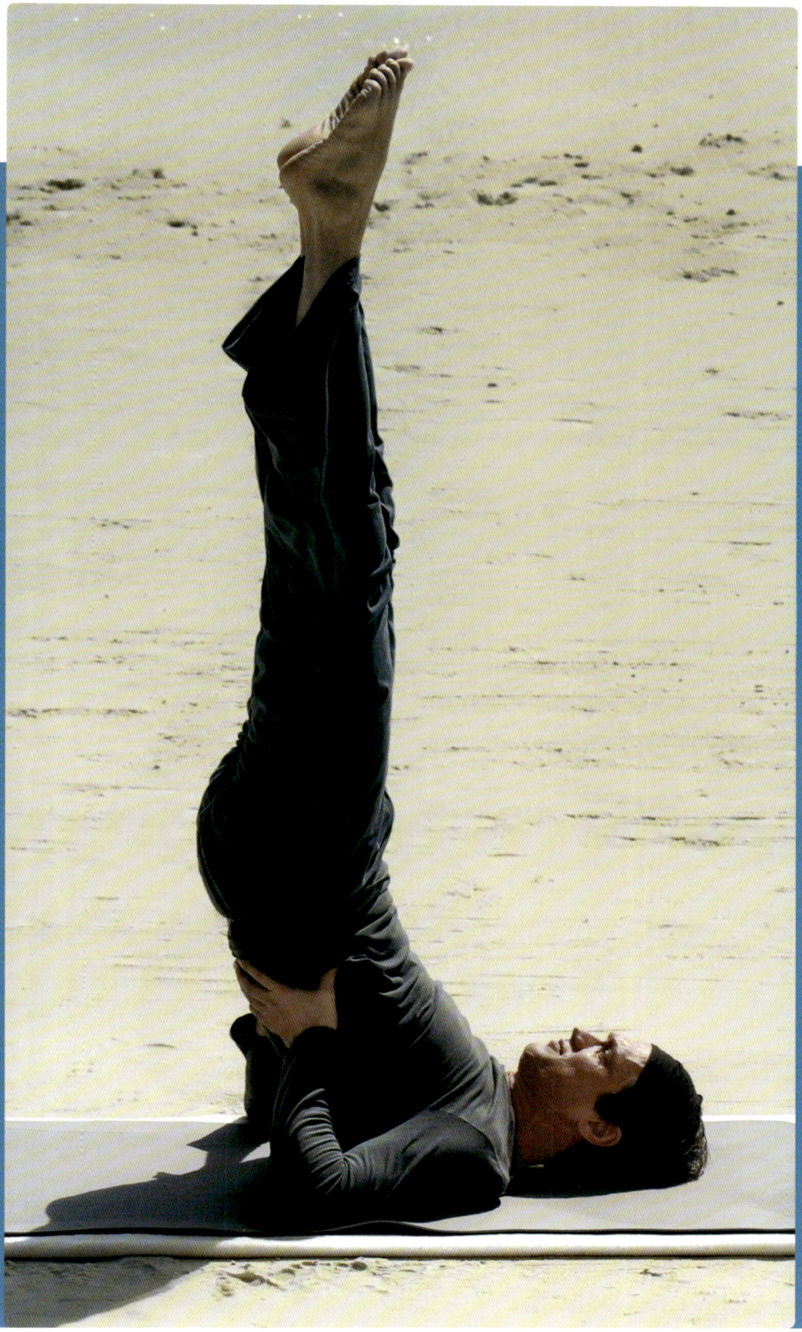

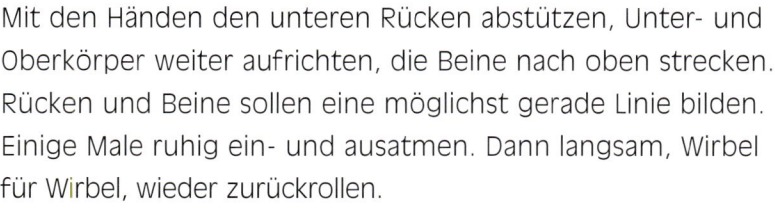

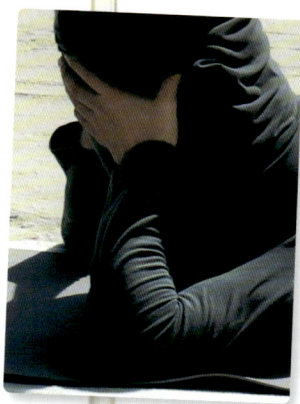

Detail: Arm- und Handstellung am Rücken.

Wirkung:
Nacken- und Schultermusku-
latur werden gestärkt, die
Venen entlastet und die
Durchblutung verbessert.
Besser nicht:
Bei Kopfschmerzen, hohem
Blutdruck und Überfunktion
der Schilddrüse.

Mit den Händen den unteren Rücken abstützen, Unter- und
Oberkörper weiter aufrichten, die Beine nach oben strecken.
Rücken und Beine sollen eine möglichst gerade Linie bilden.
Einige Male ruhig ein- und ausatmen. Dann langsam, Wirbel
für Wirbel, wieder zurückrollen.

DER PFLUG
HALASANA

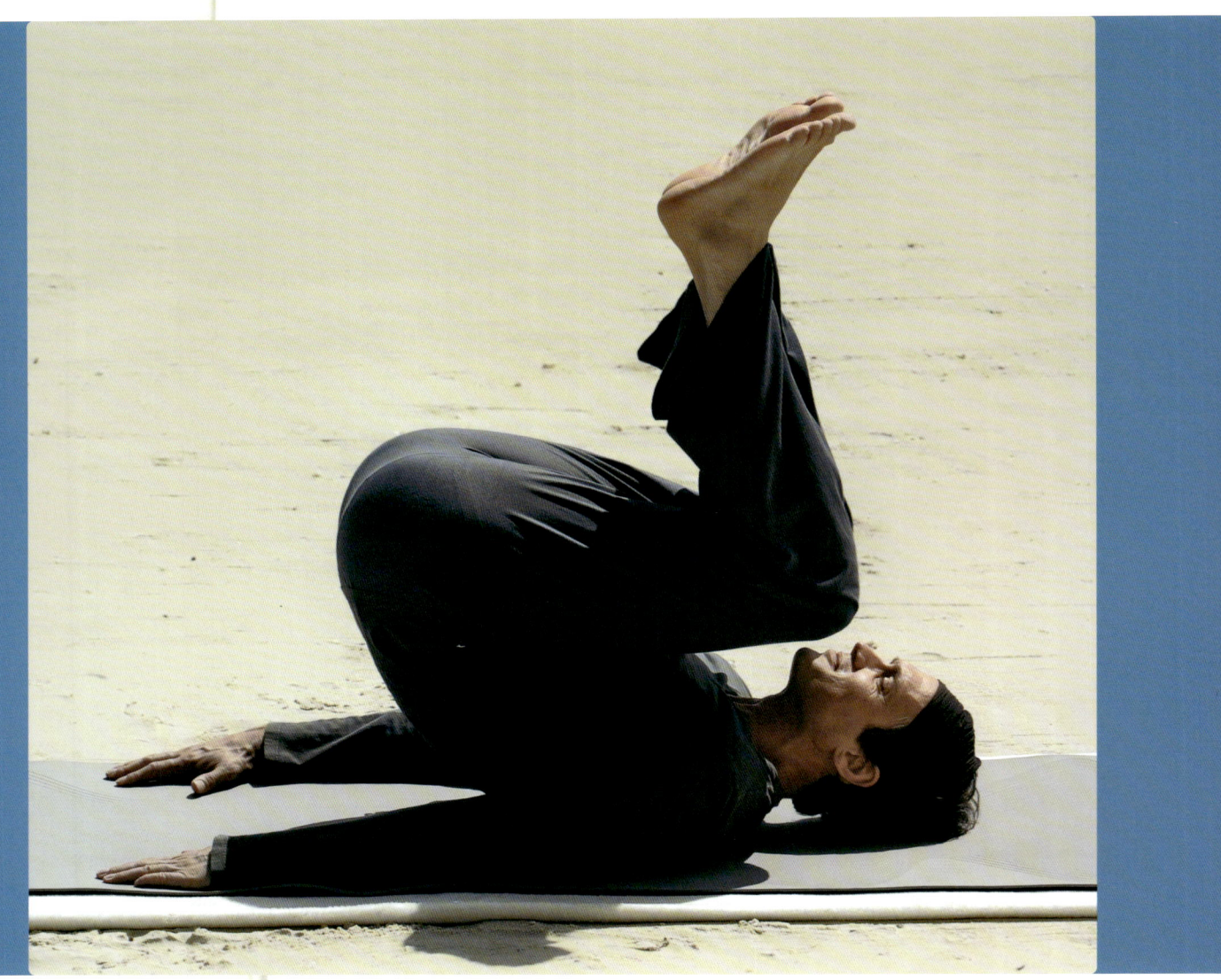

Auf den Rücken legen, die Beine parallel dicht nebeneinander, die Arme neben den Körper, die Handflächen nach unten. Das Gesäß anheben und die Knie zur Brust ziehen. Die Beine strecken, gleichzeitig Rücken und Gesäß anheben.

Die gestreckten Beine so hinter dem Kopf ablegen, dass die Zehenspitzen den Boden berühren. Einige Atemzüge in dieser Stellung verweilen. Dann langsam und ausatmend wieder in die Ausgangsstellung zurückrollen.

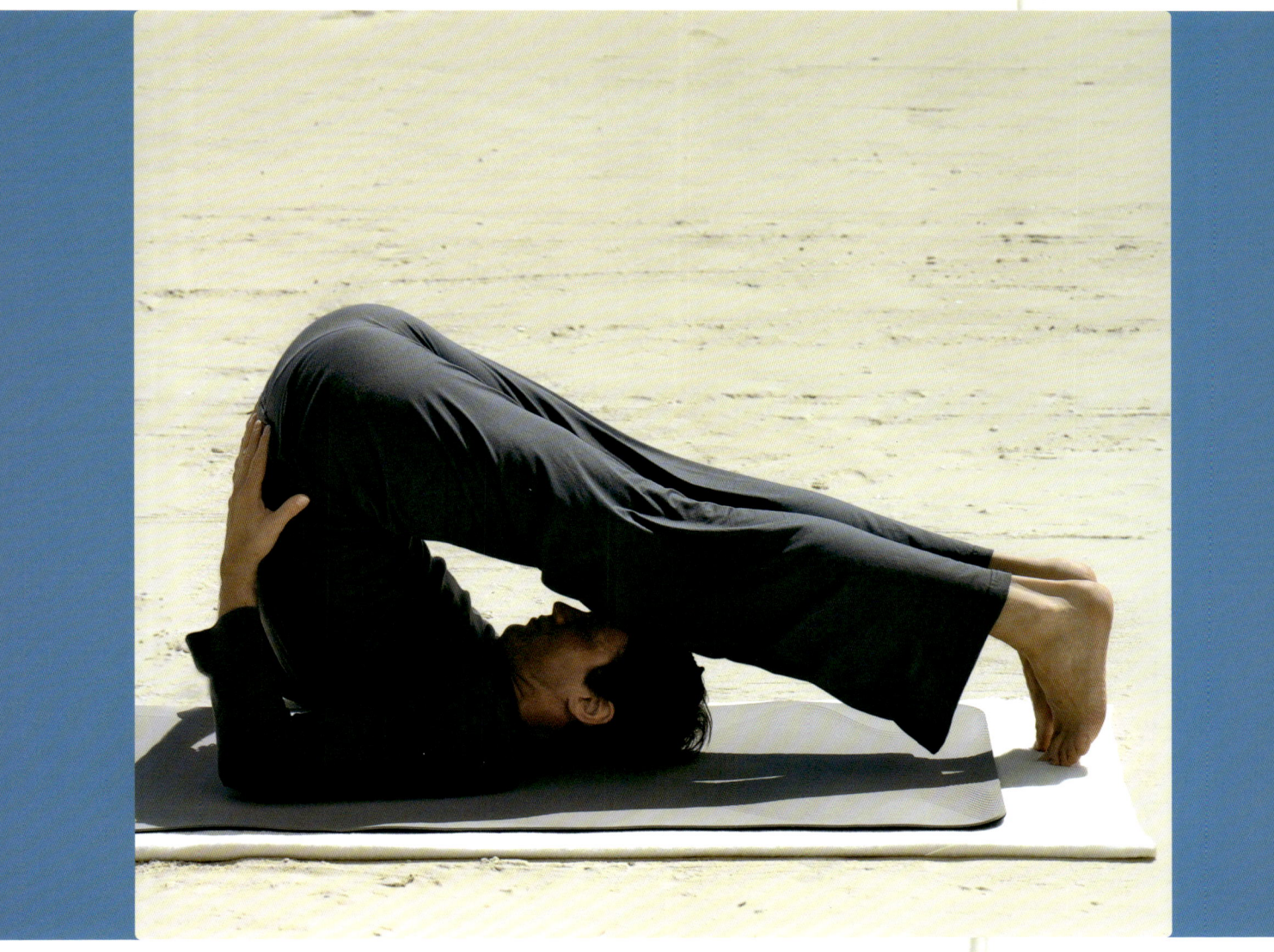

Wirkung:
Die Wirbelsäule und die hinteren Beinmuskeln werden gedehnt, die Verdauung wird angeregt.
Besser nicht:
Bei Schilddrüsenüberfunktion, Problemen mit der Halswirbelsäule und zu hohem Blutdruck.

DAS KROKODIL
NAKRASANA

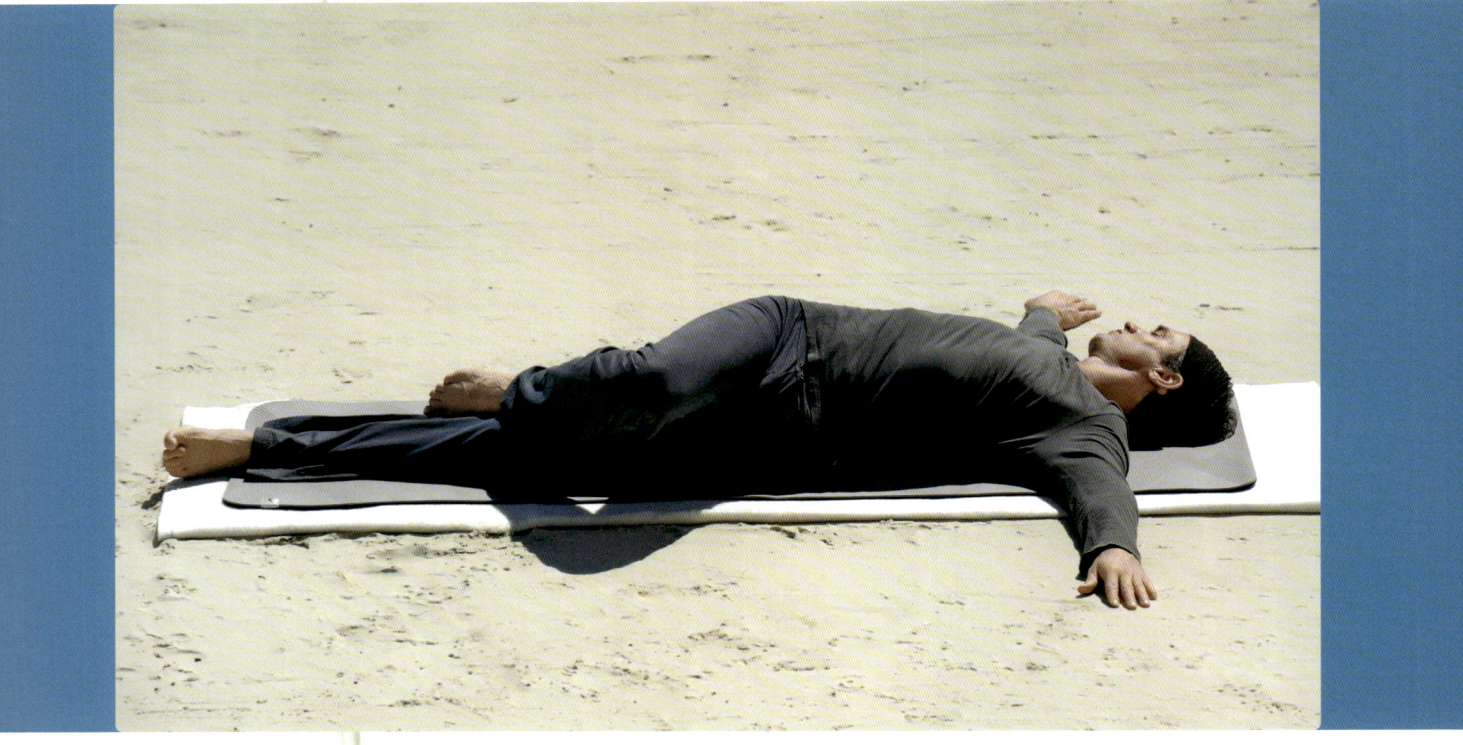

Die Rückenlage einnehmen. Ausatmend die Arme in Schulterhöhe zur Seite ausbreiten. Das rechte Bein anwinkeln und langsam nach links ablegen. Die Schultern und der Oberkörper bleiben am Boden, die untere Hüfte dreht sich nicht mit. Den Kopf nach rechts drehen. Einatmend wieder in die Ausgangslage zurückkommen. Dann das linke Bein nach rechts ablegen und den Kopf nach links drehen.

Wirkung:
Die Beweglichkeit von Wirbelsäule und Hüften wird verbessert, die Unterleibsorgane werden massiert.
Besser nicht:
Bei Problemen mit Nacken- oder Lendenwirbeln.

DIE KOBRA
BHUJANGASANA

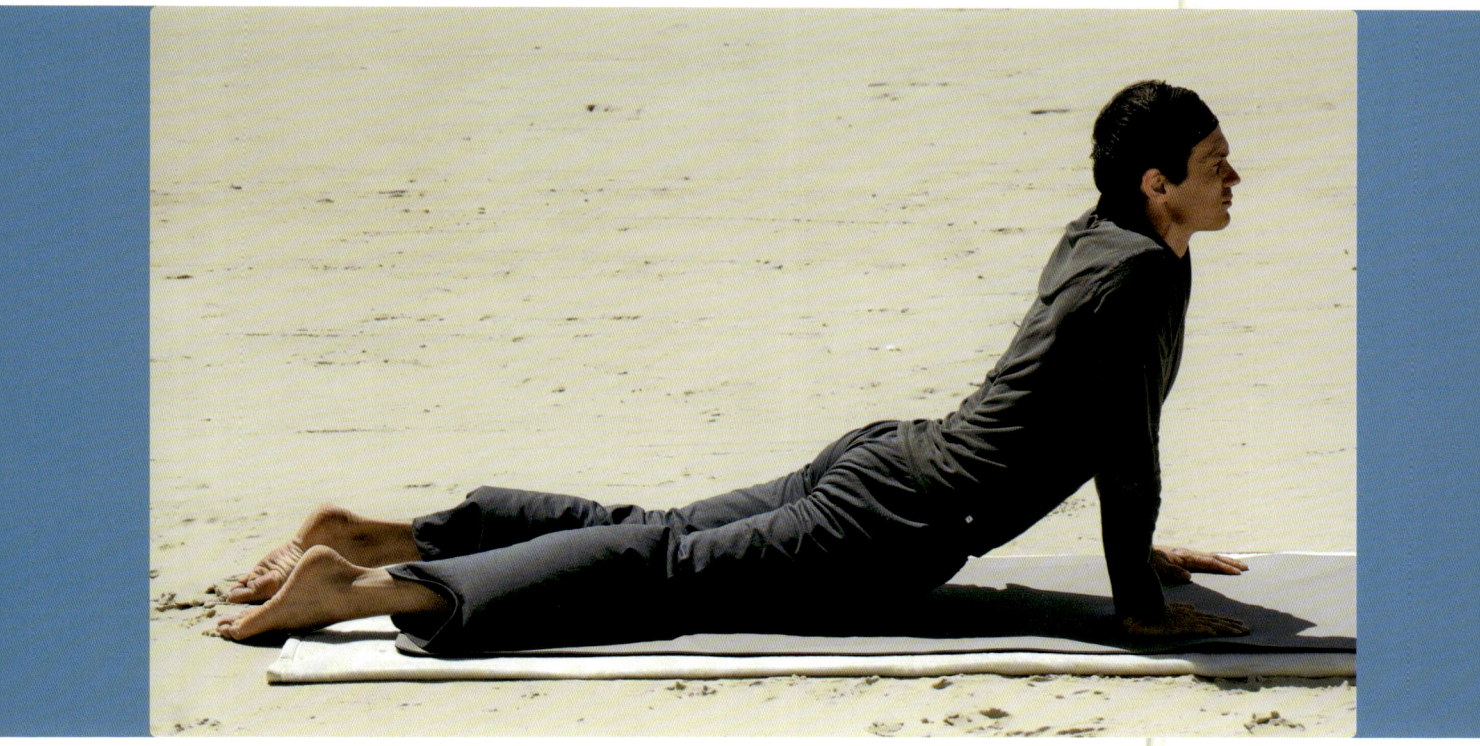

Mit etwas gegrätschten Beinen und angewinkelten Armen auf dem Bauch liegen. Die Hände liegen dicht neben oder unter den Schultern. Das Becken gegen den Boden drücken, den Oberkörper anheben, die Arme strecken, die Schultern zusammenziehen und den Kopf etwas nach hinten beugen. Ein- und ausatmen. Langsam wieder in die Ausgangsstellung zurückkommen.

Wirkung:
Die Wirbelsäule wird flexibler, der Kreislauf angeregt. Rücken- und Gesäßmuskeln werden gekräftigt.
Besser nicht:
Bei Bandscheibenproblemen oder Ischiasbeschwerden.

DIE HALBE HEUSCHRECKE
ARDHA SALABASANA

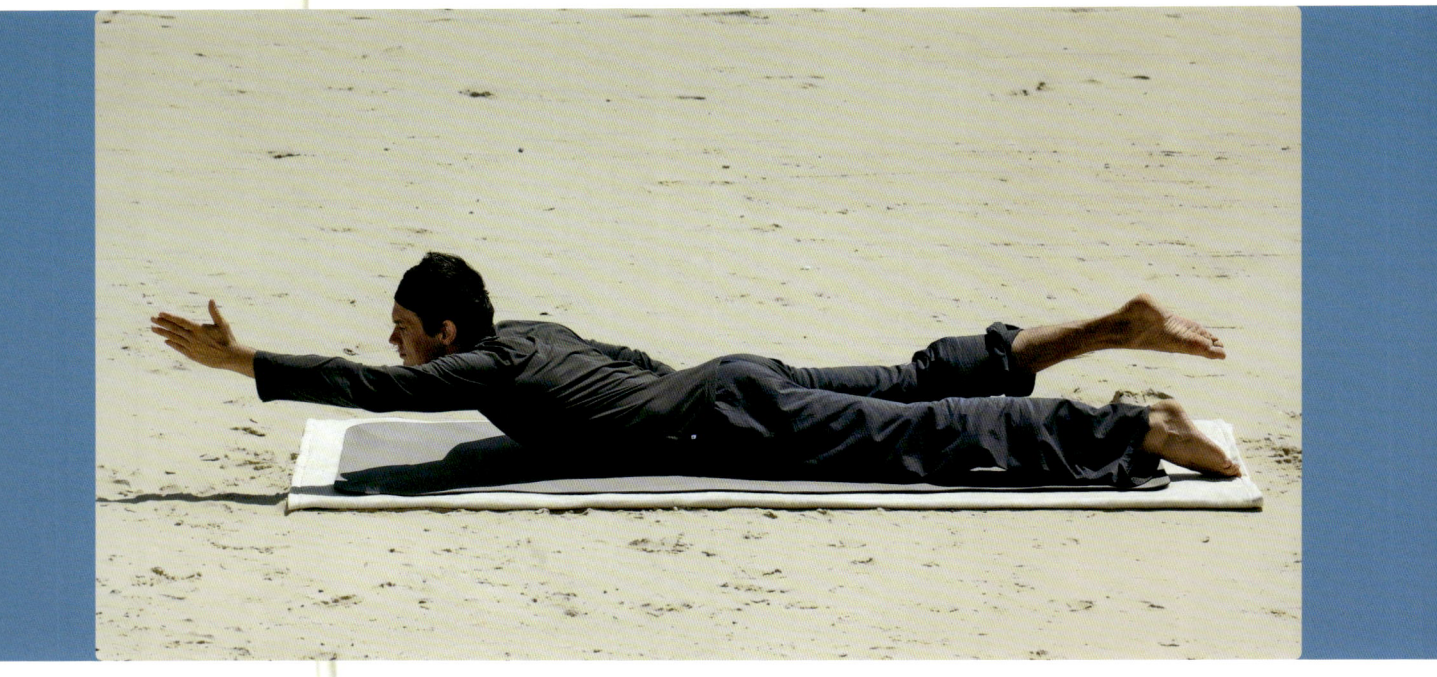

Auf den Bauch legen, die Beine liegen hüftbreit auseinander, die Arme entspannt neben dem Kopf, die Stirn ruht auf dem Boden. Einatmend den Kopf, die Schultern, den linken Arm und gleichzeitig das rechte Bein anheben. Ausatmend Kopf, Schultern, Arm und Bein wieder sinken lassen. Die Übung mit dem anderen Arm und Bein wiederholen.

Wundern Sie sich nicht,
dass meine Hose ausschaut,
als wäre sie eine weite
Thermo-Skihose, aber der
Wind von hinten …

Wirkung:

Bein- Gesäß- und Rückenmuskeln werden trainiert, die Verdauung wird verbessert und die Durchblutung des Bauchraums gefördert.

Besser nicht:

Bei Problemen mit Bauchorganen, den Lendenwirbeln oder bei Hexenschuss.

DIE HEUSCHRECKE
SALABASANA

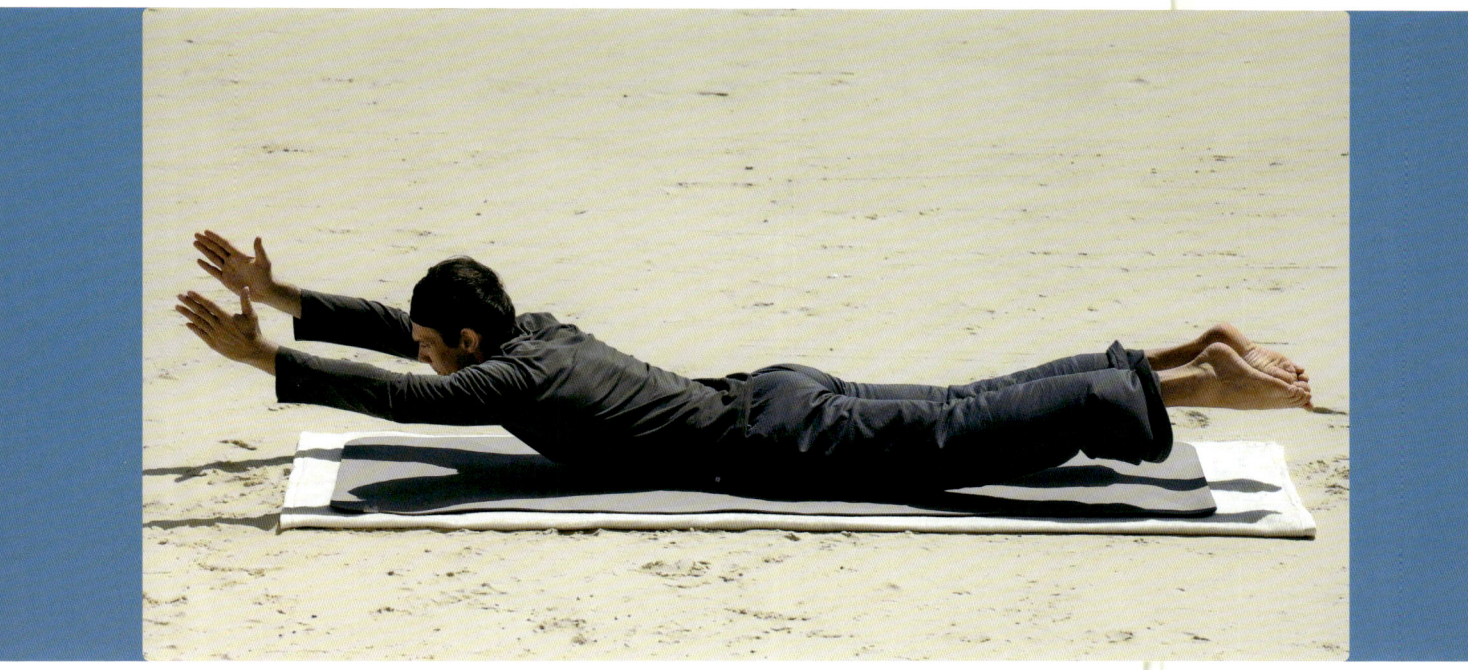

Entspannt auf dem Bauch liegen, das Kinn ruht am Boden.
Die Arme ausstrecken, die Handflächen zeigen zueinander.
Einatmend beide Beine und beide Arme anheben und halten.
Ausatmen und langsam in die Ausgangsstellung zurückkeh-
ren. Die Übung zwei- bis dreimal wiederholen. Bei der letzten
Wiederholung einige Atemzüge lang in der Haltung verweilen.

Wirkung:
Kräftigt die Schulterpartie, trainiert die Rücken-, Gesäß- und
hinteren Oberschenkelmuskeln, erfrischt und aktiviert.
Besser nicht:
Bei Rückenproblemen.

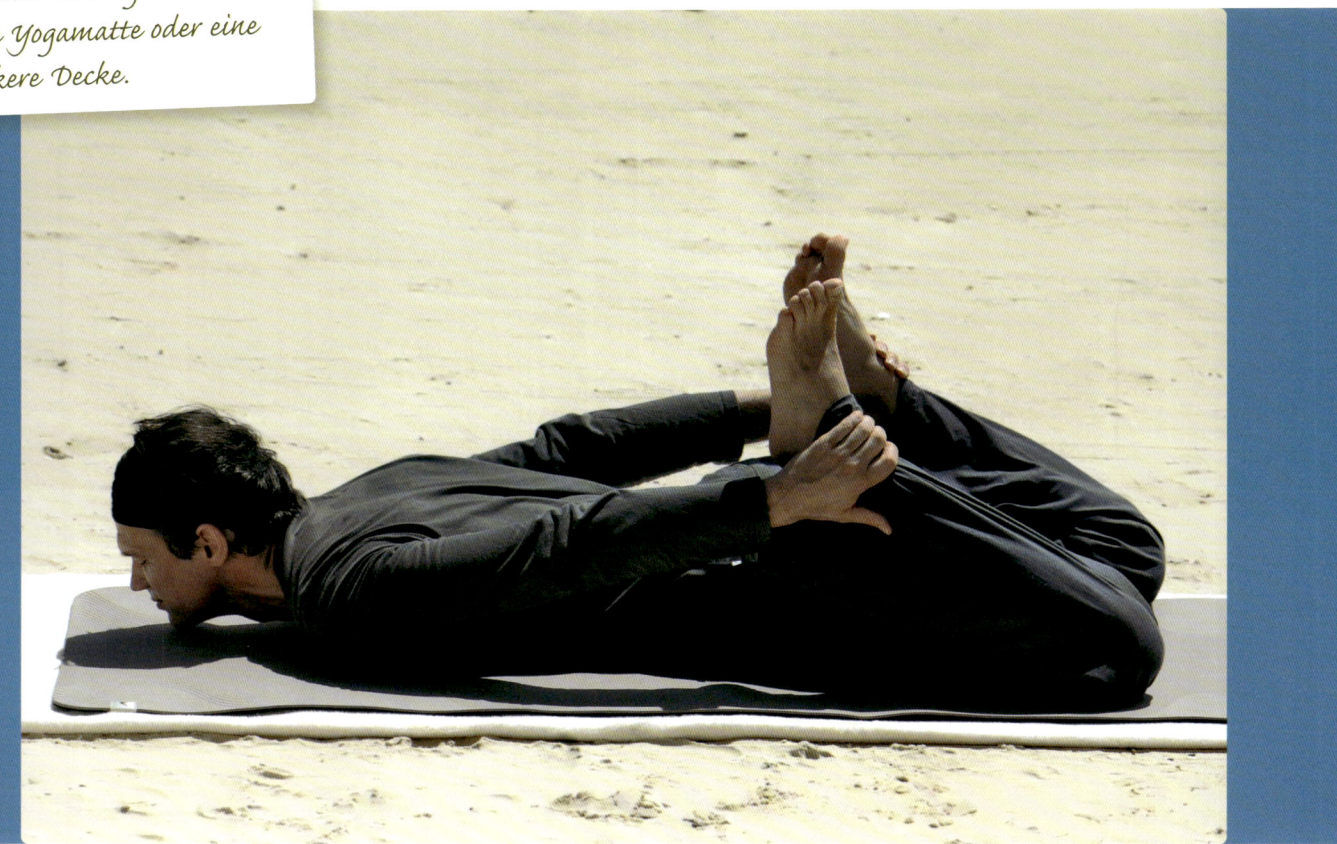

In die Bauchlage kommen. Das Kinn ruht am Boden. Die
Unterschenkel anwinkeln. Mit den Händen die Füße oder
Fußgelenke umfassen.

Wirkung:
Die Wirbelsäule wird flexibler, die Verdauung angeregt,
der Schultergürtel gekräftigt, die Gesäßmuskeln und die
Muskeln der hinteren Oberschenkel werden trainiert.
Besser nicht:
Bei Bandscheibenproblemen, Ischiasbeschwerden und
akuten Entzündungen.

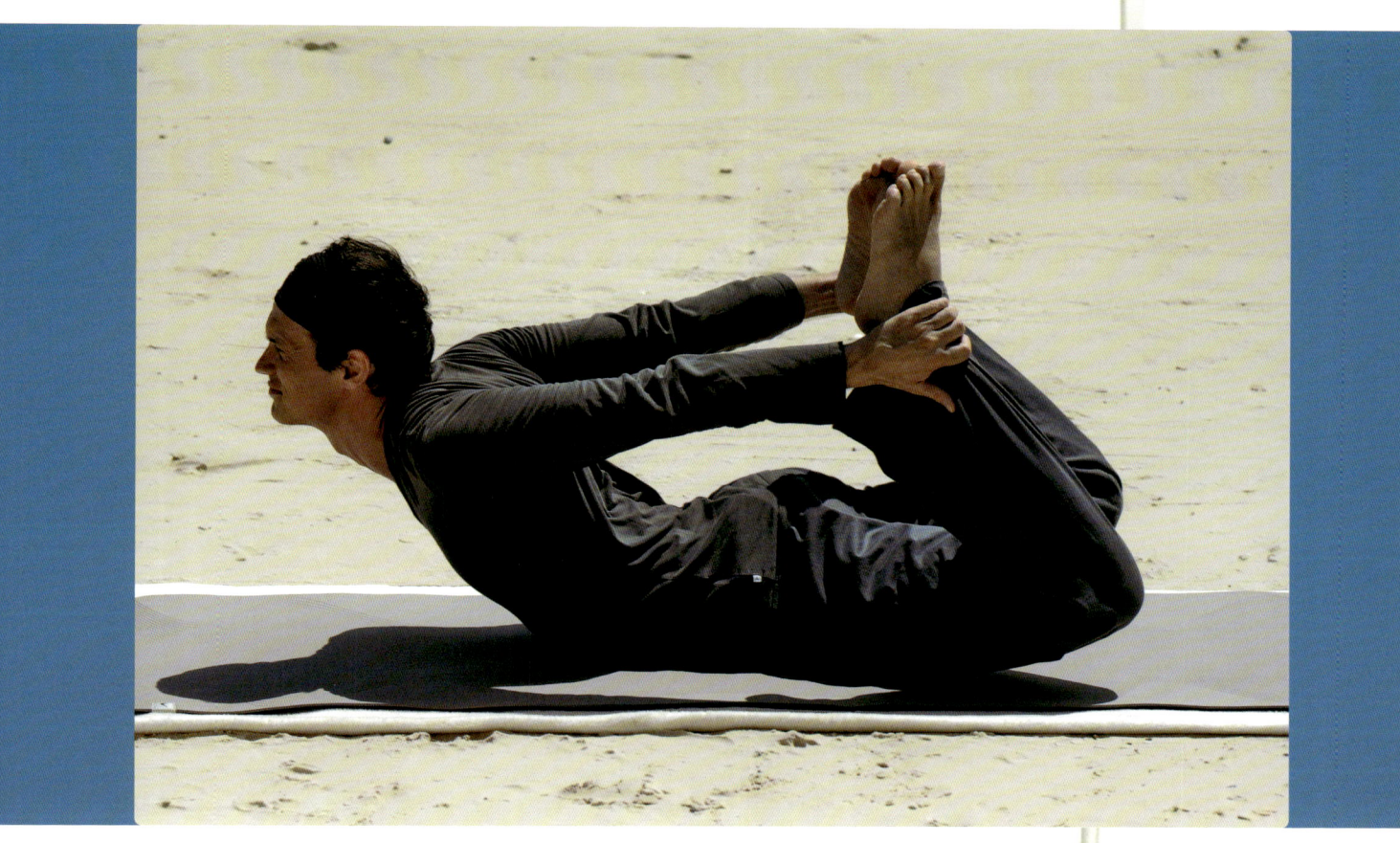

Kopf und Oberkörper anheben, die Schultern zusammenziehen. Mit Hilfe der Unterschenkel die Hände nach hinten ziehen, so dass sich die Beine vom Gesäß wegbewegen und der Oberkörper noch weiter hochgezogen wird. Ruhig atmen. Langsam den Griff lösen und in die Ausgangsposition zurückkehren.

ATMUNG

KONZENTRATION

MEDITATION

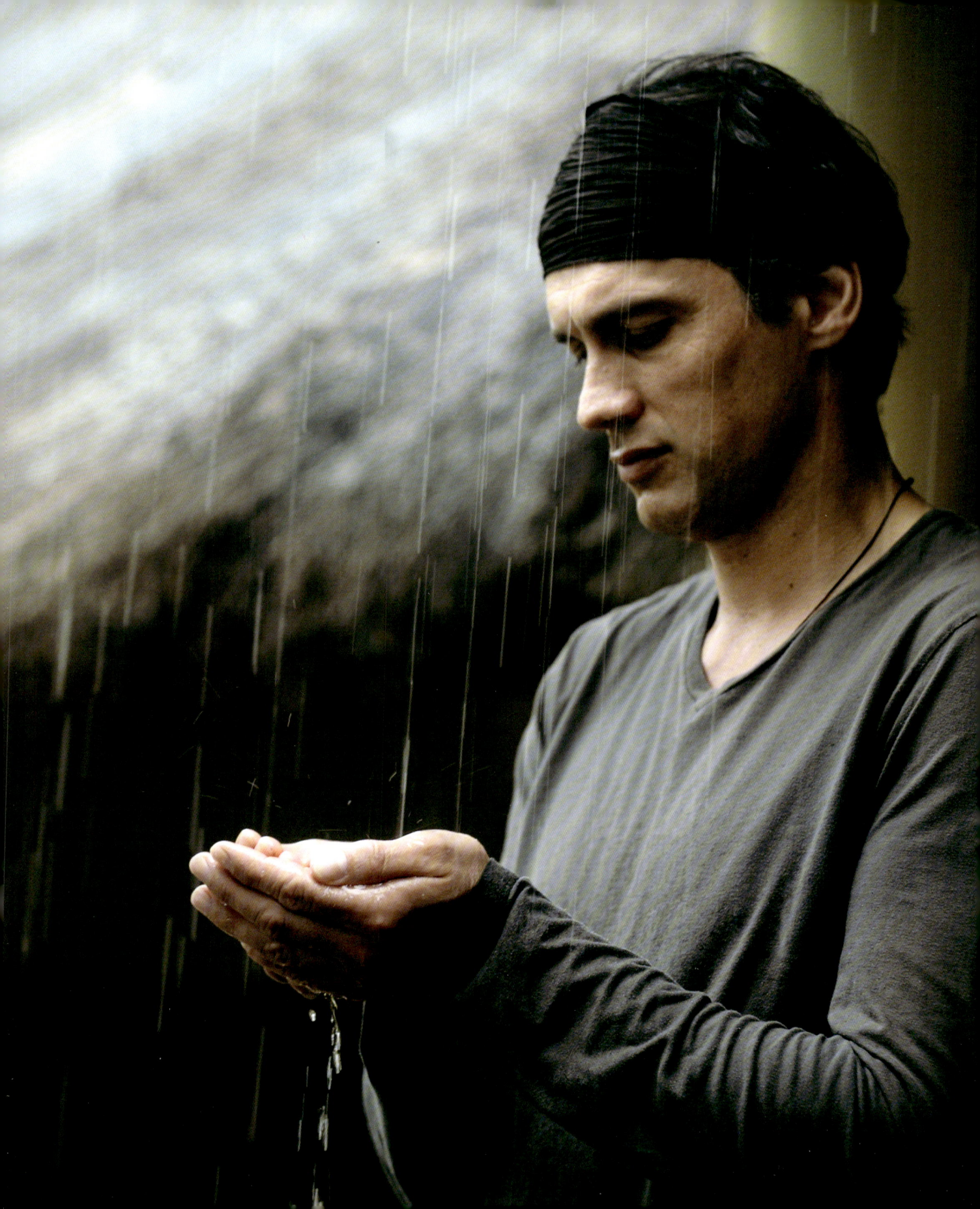

»MEINE« STUFEN DES YOGA-WEGS

Zu Beginn dieses Buchs habe ich schon gesagt, warum Yoga für mich so wichtig geworden ist. Neben den Übungen, die meine Kondition und mein Körpergefühl verbessern, sind vor allem die Übungen zur Vertiefung des Atems, zur Förderung der Konzentration und der Meditation von großer Bedeutung.

Die acht Stufen des Yoga

Insgesamt sind es acht Stufen, die den Yoga-Weg vervollständigen. In ihrer Gesamtheit bilden sie auch einen Kreis. Auch wenn für mich vor allem die zuvor genannten eine Rolle spielen, möchte ich die einzelnen Stufen hier ganz kurz erklären. Die erste heißt Yama – hier wird gelehrt, was für das Zusammenleben in einer Gemeinschaft wichtig ist, dazu gehören Gewaltlosigkeit, Ehrlichkeit, Achtung des Eigentums anderer, Enthaltsamkeit und Bescheidenheit.

Die Zweite Stufe, Niyama, verlangt seelische und körperliche Reinheit, bei der dritten geht es um die Übungen, die Asanas, die zum Ziel haben, den Körper zu beherrschen und sich nicht von ihm beherrschen zu lassen. Die Übungen, die mir am wichtigsten sind, habe ich im vorhergehenden Kapitel beschrieben. Wie bereits gesagt, ist für mich die vierte Stufe von großer Bedeutung, das Kontrollieren des Atems: Pranayama. Nach Möglichkeit die sinnliche Wahrnehmung auszuschalten, um ganz bei sich sein zu können, ist Thema der fünften Stufe, Pratyahara, während es bei der sechsten Stufe, um Konzentration – Dharana – geht.

Die geistigen Kräfte sind zu bündeln, um das zur Verfügung
stehende geistige Potential ganz nutzen zu können. Und
durch Dhyana – Meditation – ist es möglich, seine Mitte und
damit zu sich selbst zu finden. Bei Samadhi, der letzten Stufe,
geht es um das Erleben der Einheit, das Einssein mit sich
selbst, das Erkennen des wahren echten Ichs, das sich klaren
Deutungen und Erklärungen widersetzt.

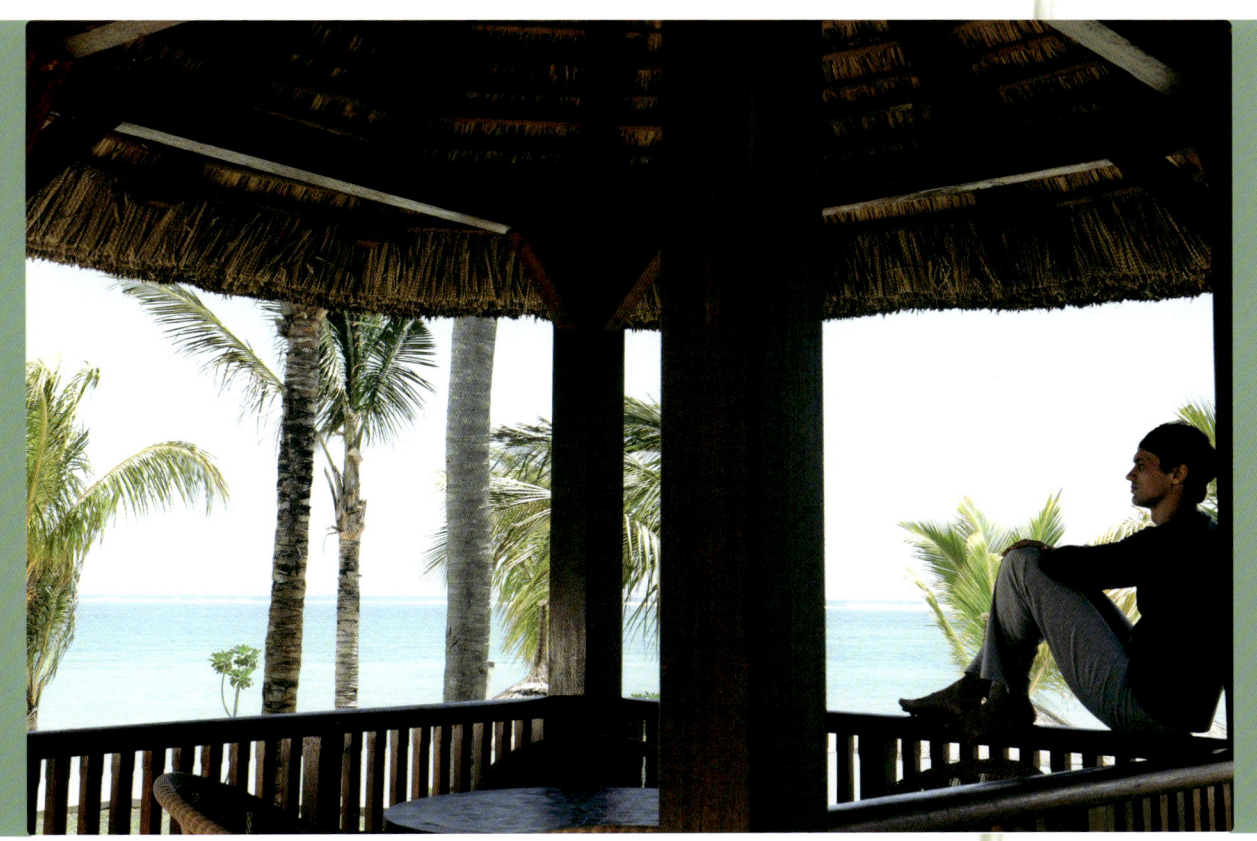

Der Blick aufs Meer von meinem Zimmer im Beau Rivage.

DIE BEDEUTUNG DES ATEMS – PRANAYAMA

Bei all den vielen und unterschiedlichen Sportarten, die ich bisher ausgeübt habe – Judo, Fußball, Basketball, Skifahren, Schwimmen, Radfahren, Taiji usw. – wurde nie so viel auf den Atem, die Atmung geachtet wie beim Yoga.

Tief und ruhig soll der Atem fließen

Nach nun jahrelangem Praktizieren des Sonnengrußes habe ich gemerkt, dass mir bei körperlichen Beschwerden (z. B. Verspannungen, Rückenschmerzen) das bloße Hinein-atmen in diesen Bereich eine Erleichterung verschafft. Meiner Überzeugung nach ist es sehr wichtig, Yogaübungen bzw. die Bewegungsabfolgen immer mit einer Aus- bzw. Einatmung zu verbinden – denn erst die Verbindung zwischen Körperbewegung und Atmung bringt den Körper dazu, Verspannungen wieder zu lösen.

Nicht außerhalb, nur in sich selbst soll man den Frieden suchen. Wer die innere Stille ge-funden hat, der greift nach nichts, und er verwirft auch nichts.
Buddha

Was falsches Atmen bewirkt

Negative Gedanken, Stresssituationen, unangenehme Gefühle lassen unsere Atmung unruhig und ganz flach werden (auch in der Nacht, während man träumt – im schlimmsten Fall, bei zu starker seelischer Belastung, zu viel Druck, zu viel Unzufriedenheit, fängt man an, mit den Zähnen zu knir-schen). Verkrampfter Atem stört die Ökonomie des Körpers. Wird zu stark eingeatmet, wenn man hyperventiliert, kann das wiederum zu Atemnot führen und schwindlig machen, sogar zu Bewusstlosigkeit führen. Die meisten Menschen atmen falsch, nicht tief oder nicht entspannt genug.

Die positive Wirkung

In unserer atemlosen Zeit halte ich es für außerordentlich
wichtig, wieder zum richtigen Atem zu finden. Durch richti-
ges Atmen werden die Atemwände gedehnt und ziehen sich
wieder besser zusammen, die Lungenbläschen werden aktiviert, wodurch die Lunge auch viel weniger krankheitsanfällig
ist. Die Sauerstoffzufuhr wird optimiert, was leistungsfähiger
und frischer macht.

Und so funktioniert der Atem: Beim Einatmen zieht sich das
Zwerchfell zusammen und nach unten. Durch diesen Sog ent-
falten sich die Lungen und der Bauchraum dehnt sich. Beim
Ausatmen wird das Zwerchfell wieder entspannt und die ver-
brauchte Luft aus den Lungen gepresst.

Den eigenen Rhythmus finden

Jeder Mensch hat einen anderen Rhythmus beim Atmen –
diesen zu behalten oder wieder neu zu entdecken und ihn
zu praktizieren, bewusst zu praktizieren, ist von großer
Bedeutung. Im Grunde genommen nicht nur beim Yoga,
aber durch Yoga kann man wieder zu einem sich selbst
gemäßen richtigen Atem finden.

Ein Kind, bevor es »in die Chamäleonsfarbe des Menschen
getaucht« wird (Hölderlin, s. Seite 48), hat noch einen ruhigen
und ganz entspannten Atem. Kinder ruhen zunächst ganz in
sich selbst, handeln konzentriert aus sich selbst heraus und
lassen sich dabei kaum stören oder irritieren.

ATEMÜBUNGEN

Kinder beobachten

Mein Improvisationslehrer an der Schauspielschule sagte immer: »Achtet auf die Kinder, wie sie gehen, sitzen, mit Dingen umgehen, wie sie atmen, sprechen, schreien ... Bei Kindern ist bis zu einem gewissen Alter der Körper im Gleichgewicht, schauen Sie sich die Beweglichkeit der Kinder an – hören Sie auf ihre immense Lautstärke, wenn sie schreien – ohrenbetäubend.«

Wenn wir diese Stimmgewalt aufbringen, z. B. bei einem Konzert, sind wir am nächsten Tag heiser und können kaum noch sprechen. Ein immenser Vorteil des kindlichen Daseins mag vielleicht der noch nicht vorhandene Zeitdruck sein – Kinder haben kein Zeitgefühl, keinen Termindruck. Sie leben das buddhistische Gedankengut vielleicht am besten – sie befinden sich im Jetzt, nicht in der Vergangenheit, nicht in der Zukunft, sondern im Hier und Heute.

Mein Anliegen

Wenn es etwas gibt, das ich Ihnen wirklich von Herzen kommend nahelegen möchte, dann ist das Folgende: Wählen Sie eine Übung, machen Sie sich mit der Abfolge vertraut, damit Sie sich während des Übens ganz auf die Übung und die Atmung konzentrieren können.

Was ist nun die richtige Atmung?

Eine Übung, die auch beim Gesangsunterricht genutzt wird, hilft Ihnen vielleicht, diesem »richtigen« Atem ein wenig näherzukommen.

Nur wer selbst ruhig bleibt, kann zur Ruhestätte all dessen werden, was Ruhe sucht.

Laotse

DIE ATMUNG

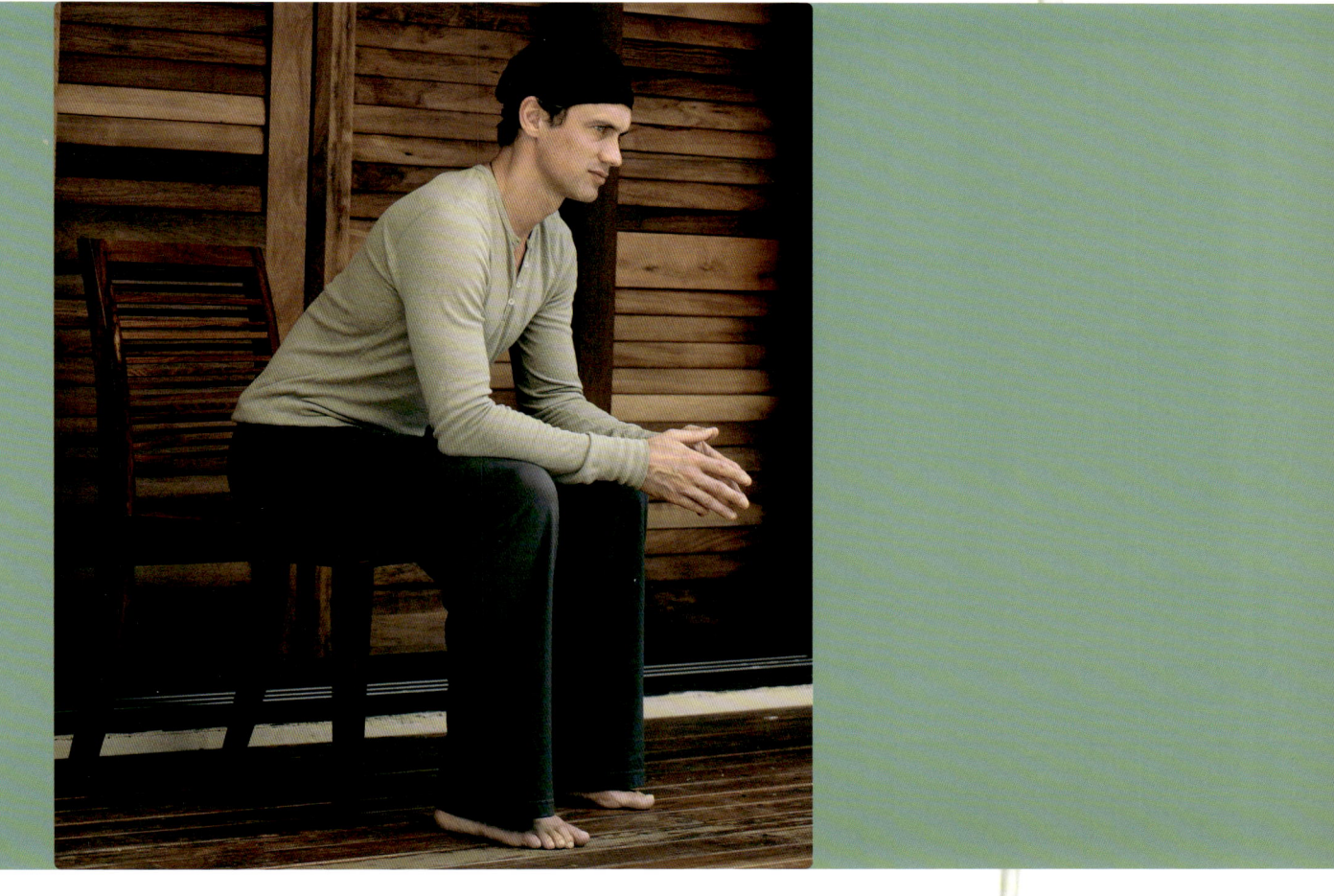

Setzen Sie sich bequem auf einen Stuhl, die Füße stehen parallel. Legen Sie die Unterarme auf die Oberschenkel, die Hände können locker nach unten fallen. Durch diese Haltung wird die meist angespannte Muskulatur des Rückens, der Schultern und der Brust entspannt, wodurch der Atem bis in die feinsten Bereiche vordringen kann. Und stellen Sie sich vor, dass Sie beim Einatmen durch die Nase in die Füße atmen. Das klingt vielleicht merkwürdig, aber Sie werden merken, wie sich der ganze Körper dabei mit Luft füllt und mitgeht. Durch die Nase so langsam wie möglich auch wieder ausatmen.

DIE WECHSELATMUNG

Wenn ich Menschen den Sonnengruß beibringe, zeige ich ihnen zuvor diese Atmungsübung, um das Bewusstsein für die Atmung zu schärfen! Machen Sie diese Atmung immer vor den Asanas oder dem Sonnengruß, etwa drei Minuten lang. Stellen Sie sich auch hierbei vor, dass Sie bis in die Füße atmen, damit der Atem so tief wie möglich kommt.

Einen bequemen Sitz einnehmen. Die Ellbogen auf den Oberschenkeln ablegen. Schultern und Arme lockern.

Mit dem rechten Daumen das rechte Nasenloch leicht zuhalten. Durch das linke Nasenloch einatmen.

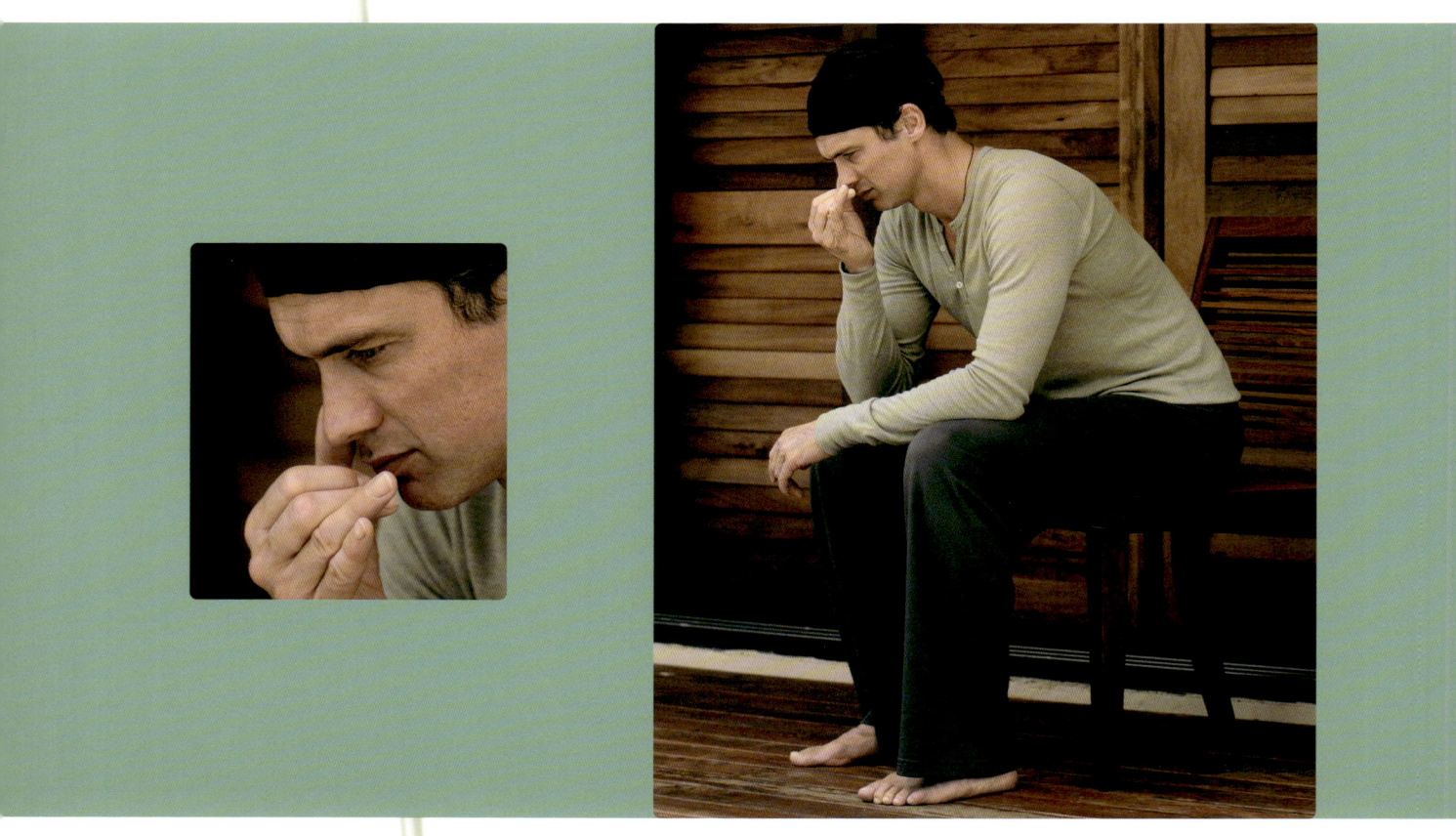

Dann mit dem Ringfinger der rechten Hand das linke Nasenloch leicht zuhalten und durch das rechte Nasenloch ausatmen. Durch rechts auch wieder einatmen, dann das rechte Nasenloch mit dem rechten Daumen wieder leicht zudrücken und durch das linke Nasenloch ausatmen und auch wieder einatmen.

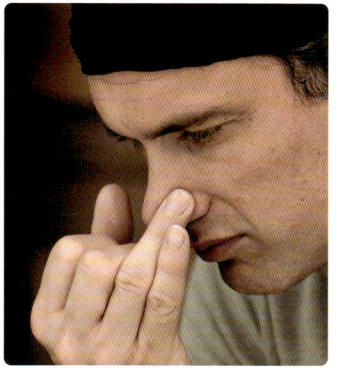

Durch diese Übung bekommt man ein Gefühl für eine wirklich tiefe Einatmung. Sie sorgt außerdem für verbesserte Konzentrationsfähigkeit und einen klaren Geist.

VARIANTE

In der gleichen Haltung mit dem rechten Daumen das rechte Nasenloch leicht zudrücken und nur durch links mehrfach ein- und ausatmen.

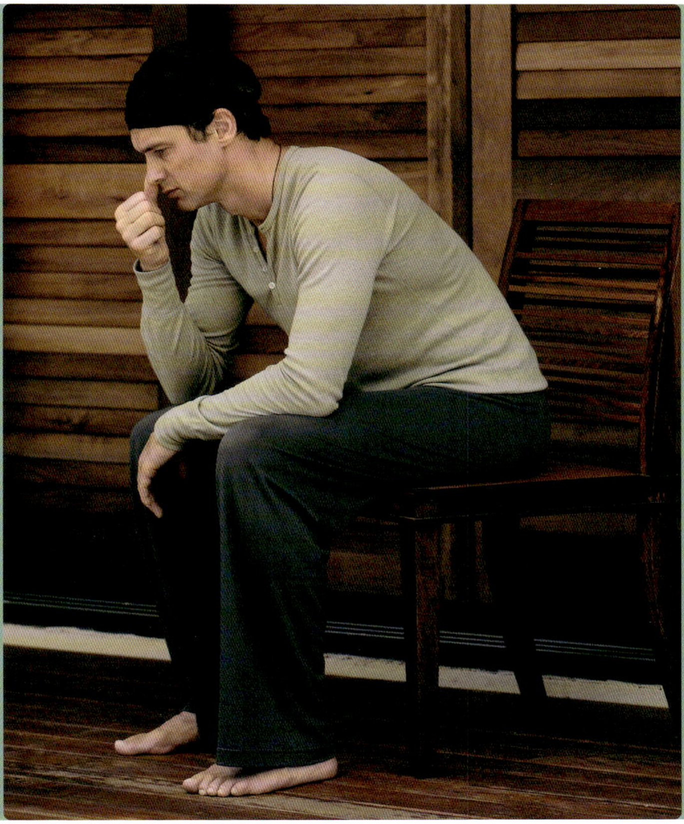

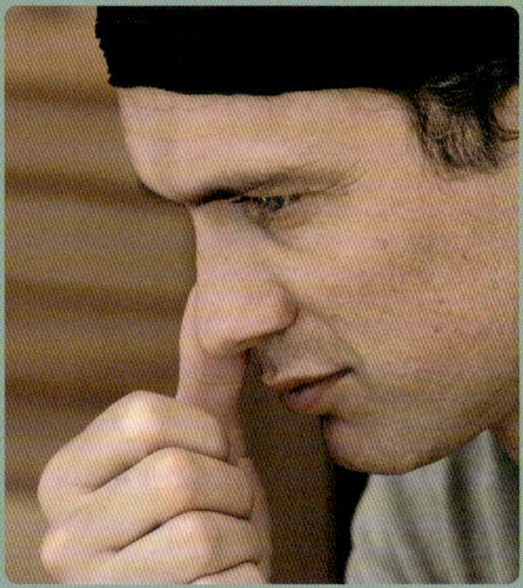

Eine weitere gute Übung ist folgende:

ATEMÜBUNG MIT EINEM IMAGINÄREN BALL

Auch diese Übung habe ich während meiner Sprechausbildung schätzen gelernt. Sie ist zwar keine Yogaübung, hilft aber sehr dabei, den Atem zu vertiefen.

Auf einem Stuhl sitzend einen imaginären (oder echten) großen Ball umfassen. Beim Ausatmen das Becken nach vorn bewegen. So lange ausatmen, bis Sie praktisch »luftleer« sind. Dann lösen Sie Becken und Hüften, wodurch die Luft wieder wie von selbst in den Körper fließt.

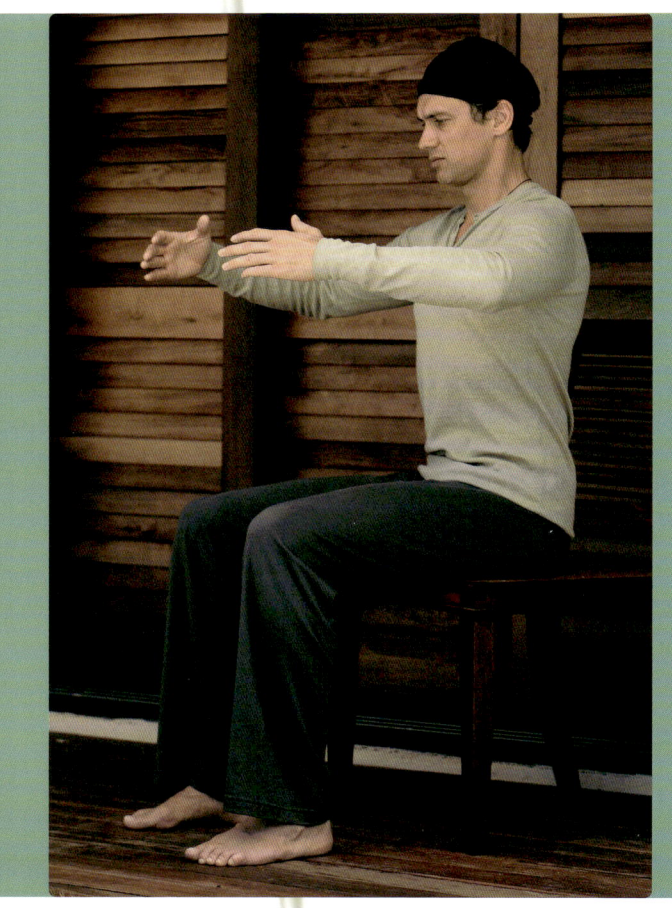
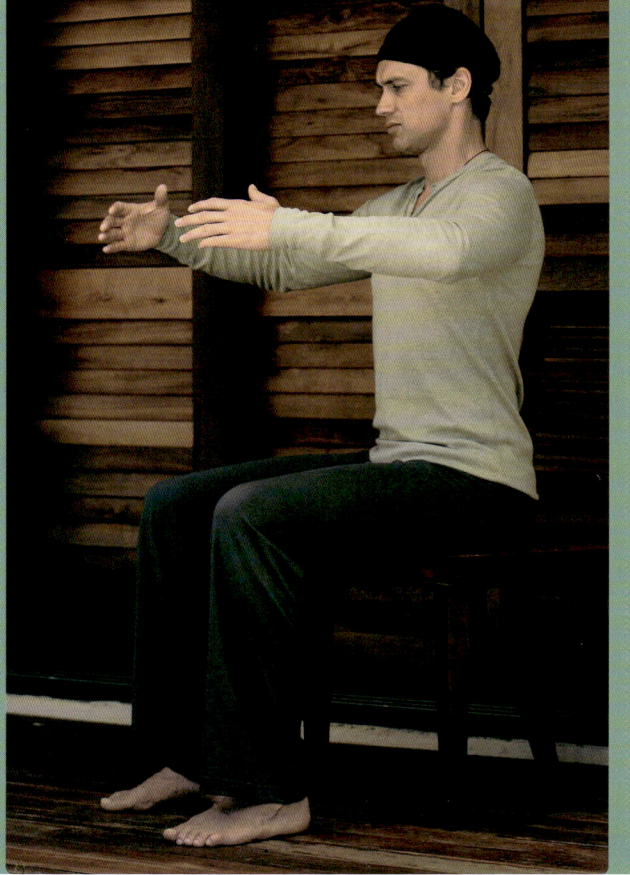

Setzen Sie sich auf einen Stuhl, die Beine stehen parallel, die Ellbogen ruhen auf den Oberschenkeln. Durch die Nase tief einatmen und ganz langsam aus dem Mund mit einem immerwährenden »fffff-Laut« ausatmen, solange der Atem fließt.

Durch diese Übung wird das Atemvolumen erhöht und das Zwerchfell trainiert. Sie hilft bei Müdigkeit und macht geistig frisch.

Diese Übung hatten wir im Sprechunterricht an der Schauspielschule. Sie hilft, die Verbindung zwischen Zwerchfell und Sprechapparat zu verdeutlichen.

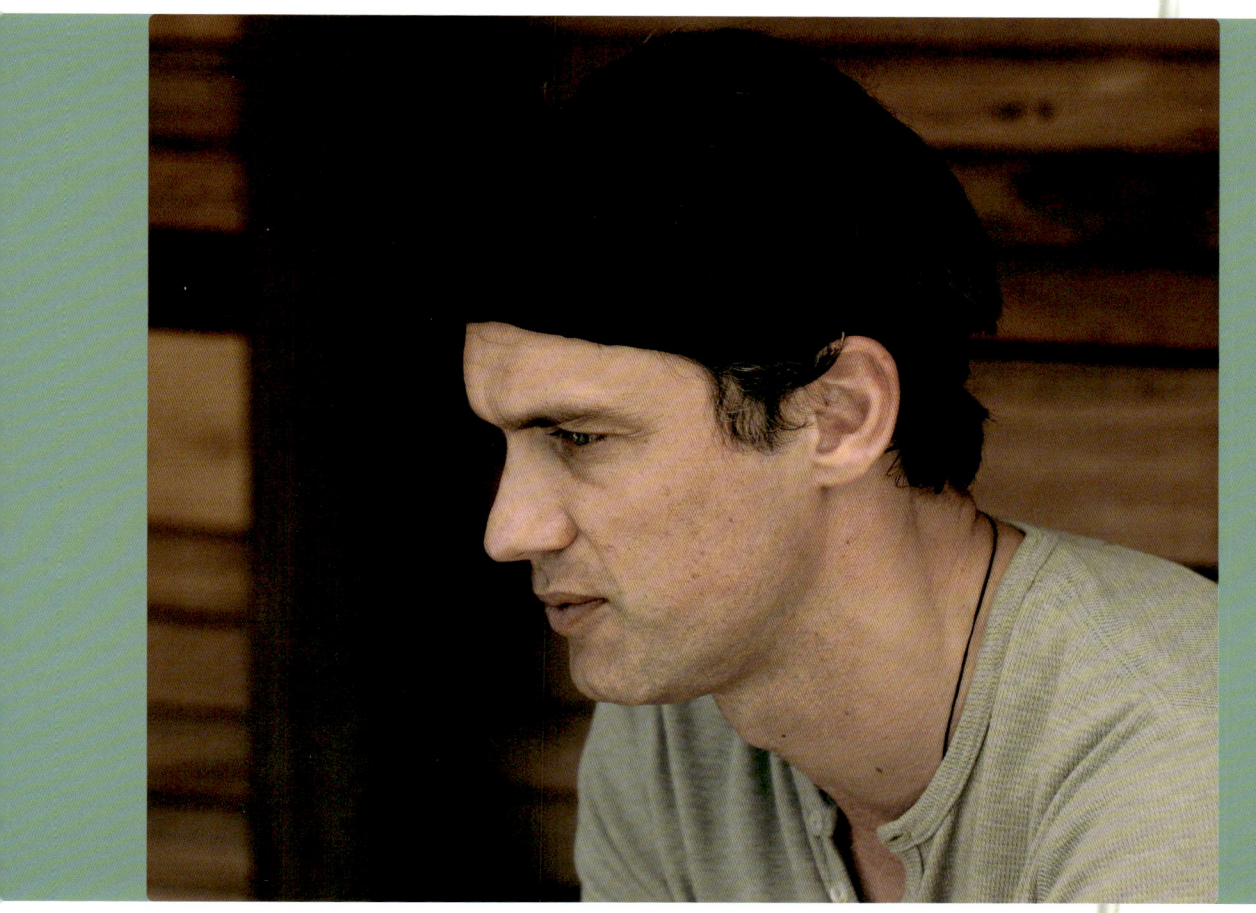

DIE BAUCHATMUNG

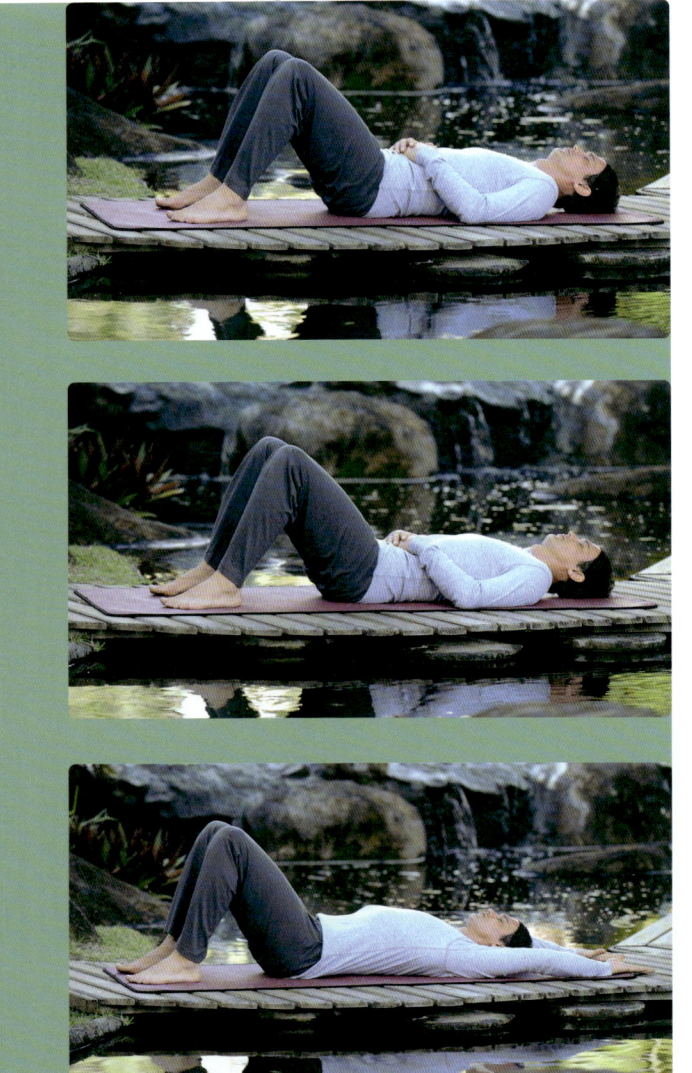

Legen Sie sich bequem auf eine weiche Decke oder Matte. Legen Sie die Hände auf den Bauch (oder ein Buch auf den Bauch und die Arme neben den Körper) und konzentrieren Sie sich auf Ihren Atem. Ziehen Sie die Luft ganz bewusst und langsam durch die Nase ein – der Bauch sollte sich dabei deutlich heben.

Ganz langsam so ausatmen, dass der Bauch sich deutlich senkt (immer tiefer ausatmen als einatmen). Der Atem soll gleichmäßig fließen. Anstatt »nur« auszuatmen, können Sie auch einen Ton von sich geben, ein OM.

Bei der nächsten Einatmung die Arme anheben und in einer weiten Bewegung nach hinten neben dem Kopf ablegen. Ausatmen und die Arme im Rhythmus der Ausatmung zurückbewegen. Wenn die Arme wieder am Boden liegen, ist praktisch keine Luft mehr im Körper und der Körper ist gespannt. Bei der nächsten tiefen Einatmung lockert er sich wieder.

Diese Atemübung mehrfach nacheinander konzentriert und ruhig ausführen.

Die Übung vergrößert das Atemvolumen, trainiert die Muskeln des Bauchraums, macht frisch.

ATEMÜBUNG MIT ANGEZOGENEN KNIEN

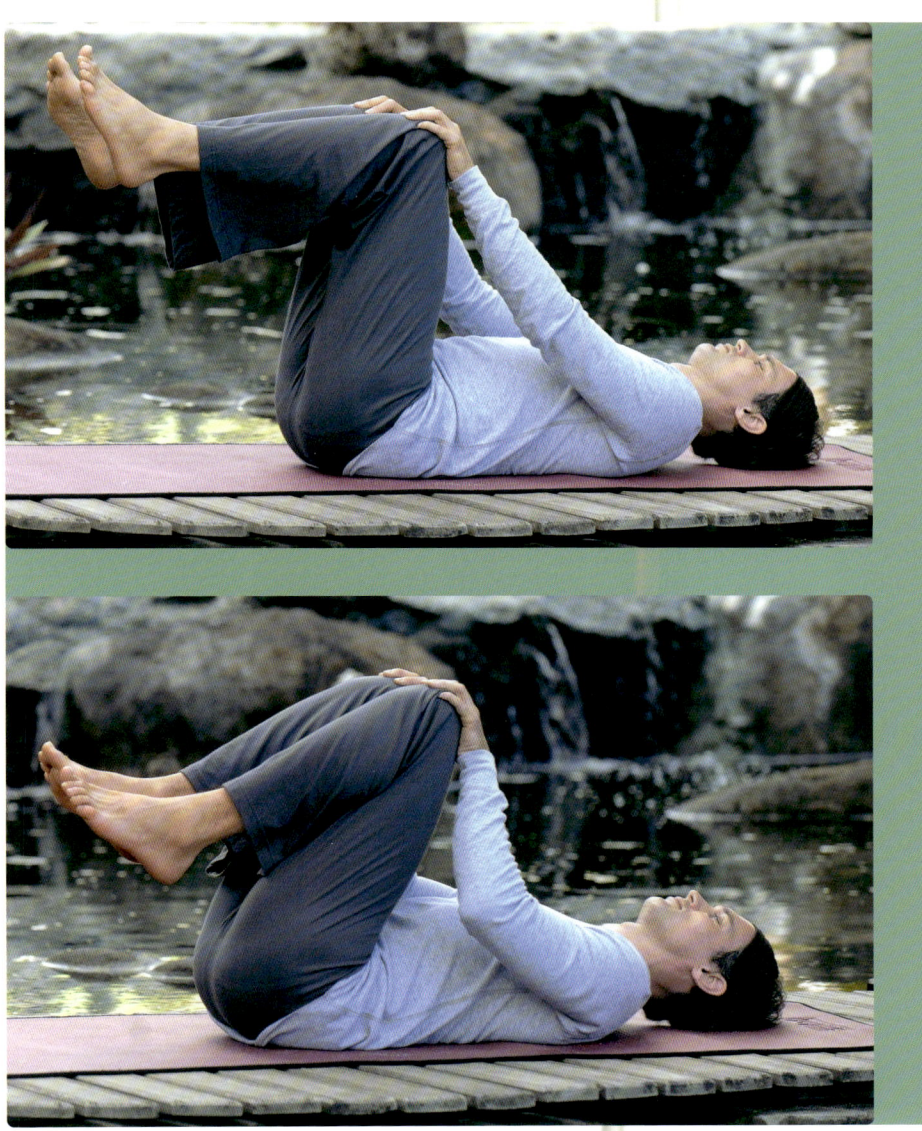

Legen Sie sich entspannt auf den Boden. Winkeln Sie die Knie so an, dass Sie sie mit den Händen berühren können. Tief ins Becken atmen.

Ausatmend die Knie in Richtung Bauch bewegen, die Arme winkeln sich dabei leicht an. Bei der nächsten Einatmung die Knie vom Bauch wieder wegziehen, ohne dass sich der Oberkörper hebt. Die Hände bleiben immer an den Knien.

Diese Bewegungsfolge sechs- bis achtmal wiederholen.

Diese Atemübung (Apanasana) bewirkt auch eine sanfte Dehnung des unteren Rückens.

ATMEN IM VIERFÜSSLERSTAND

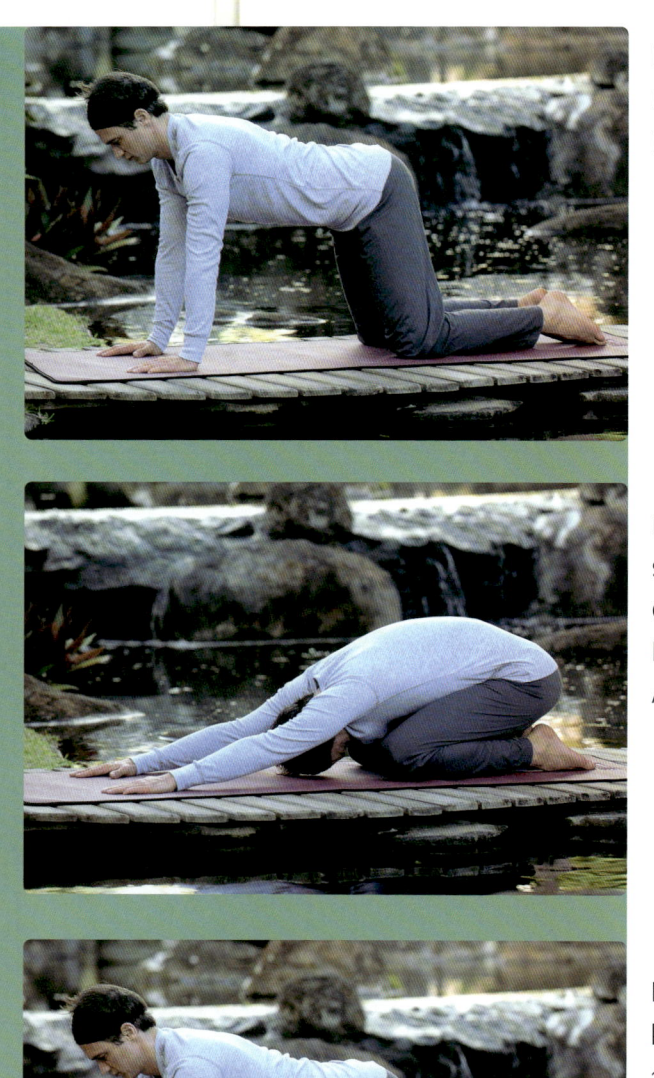

Die Hände sind unter den Schultern, die Knie unter den Hüften; den Kopf anheben. Den fließenden Atem spüren.

Den Körper langsam Richtung Fersen senken, die Stirn auf den Boden legen, die Hände bleiben in der ursprünglichen Position, wodurch sich die Arme strecken. Ausatmen.

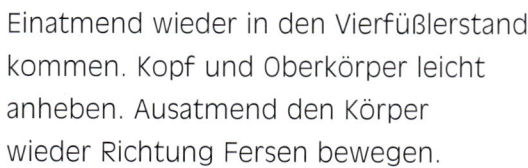

Einatmend wieder in den Vierfüßlerstand kommen. Kopf und Oberkörper leicht anheben. Ausatmend den Körper wieder Richtung Fersen bewegen.

Diese Bewegungsfolge noch viermal wiederholen. Einatmung und Ausatmung sollten im gleichmäßigen Wechsel erfolgen.

DIE DEHNUNGSATMUNG

Mit etwas gegrätschten Beinen entspannt auf dem Boden stehen. Die Arme so weit wie möglich nach oben strecken und auf die Zehenspitzen stellen. Die Schultern dabei nicht hochziehen, sondern entspannen. Tief bis in die Zehenspitzen einatmen und langsam wieder ausatmen.

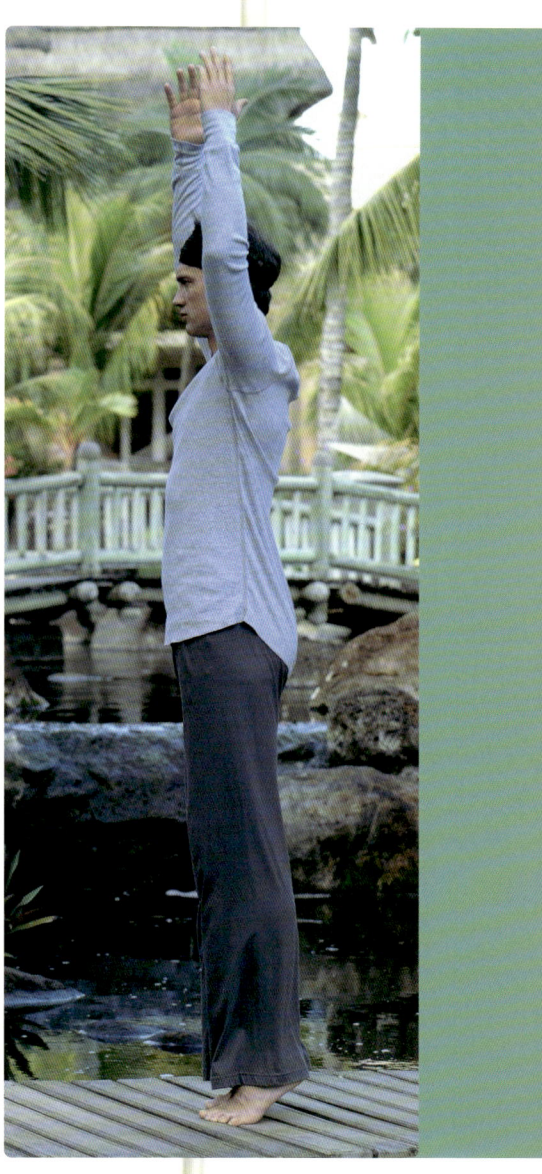

Nach der letzten Einatmung die Arme langsam zur Seite nach unten senken. Spüren Sie dem Kribbeln in den Händen nach.

Wiederholen Sie diese Atemübung, wenn das Kribbeln aufgehört hat.

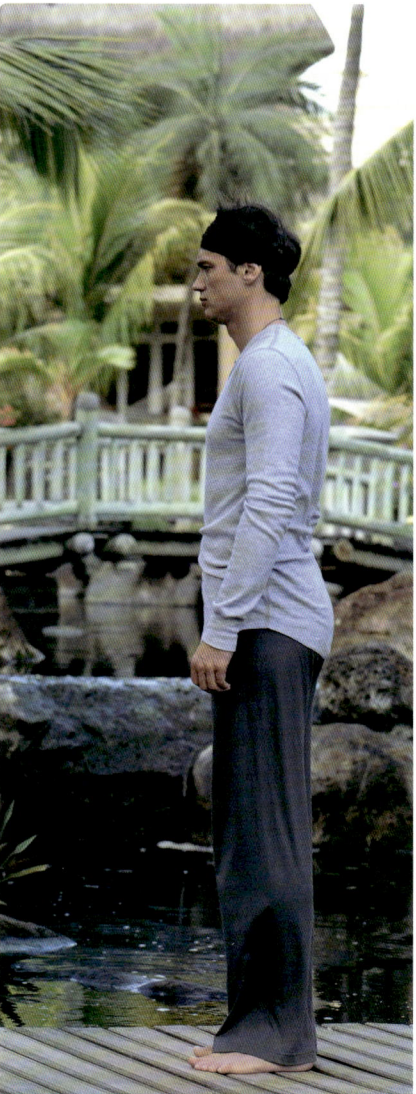

Diese Übung vertieft den Atem, beseitigt Blockaden.

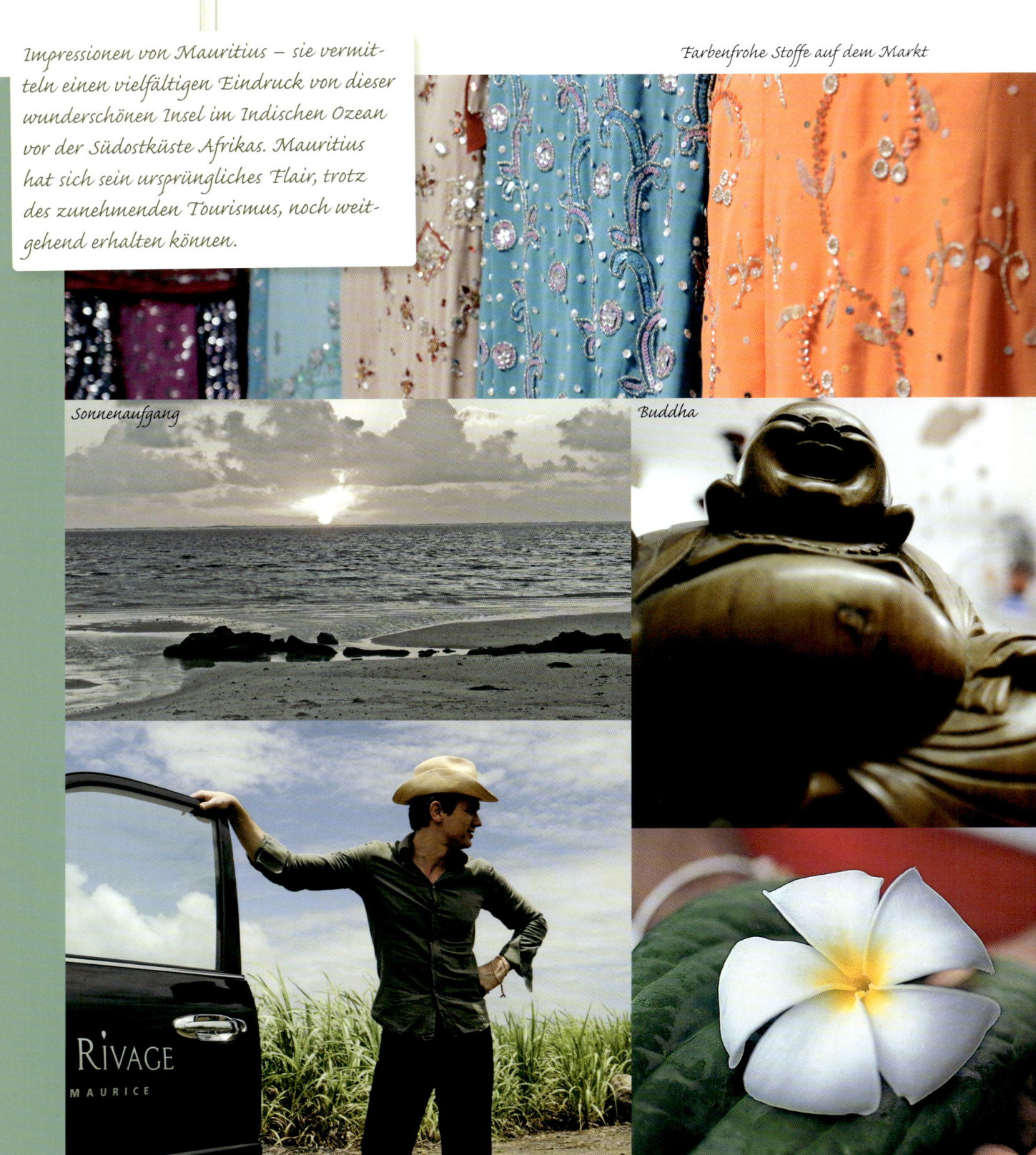

Impressionen von Mauritius – sie vermitteln einen vielfältigen Eindruck von dieser wunderschönen Insel im Indischen Ozean vor der Südostküste Afrikas. Mauritius hat sich sein ursprüngliches Flair, trotz des zunehmenden Tourismus, noch weitgehend erhalten können.

Farbenfrohe Stoffe auf dem Markt

Sonnenaufgang

Buddha

Auf der Suche nach der passenden Location

Frangipaniblüte

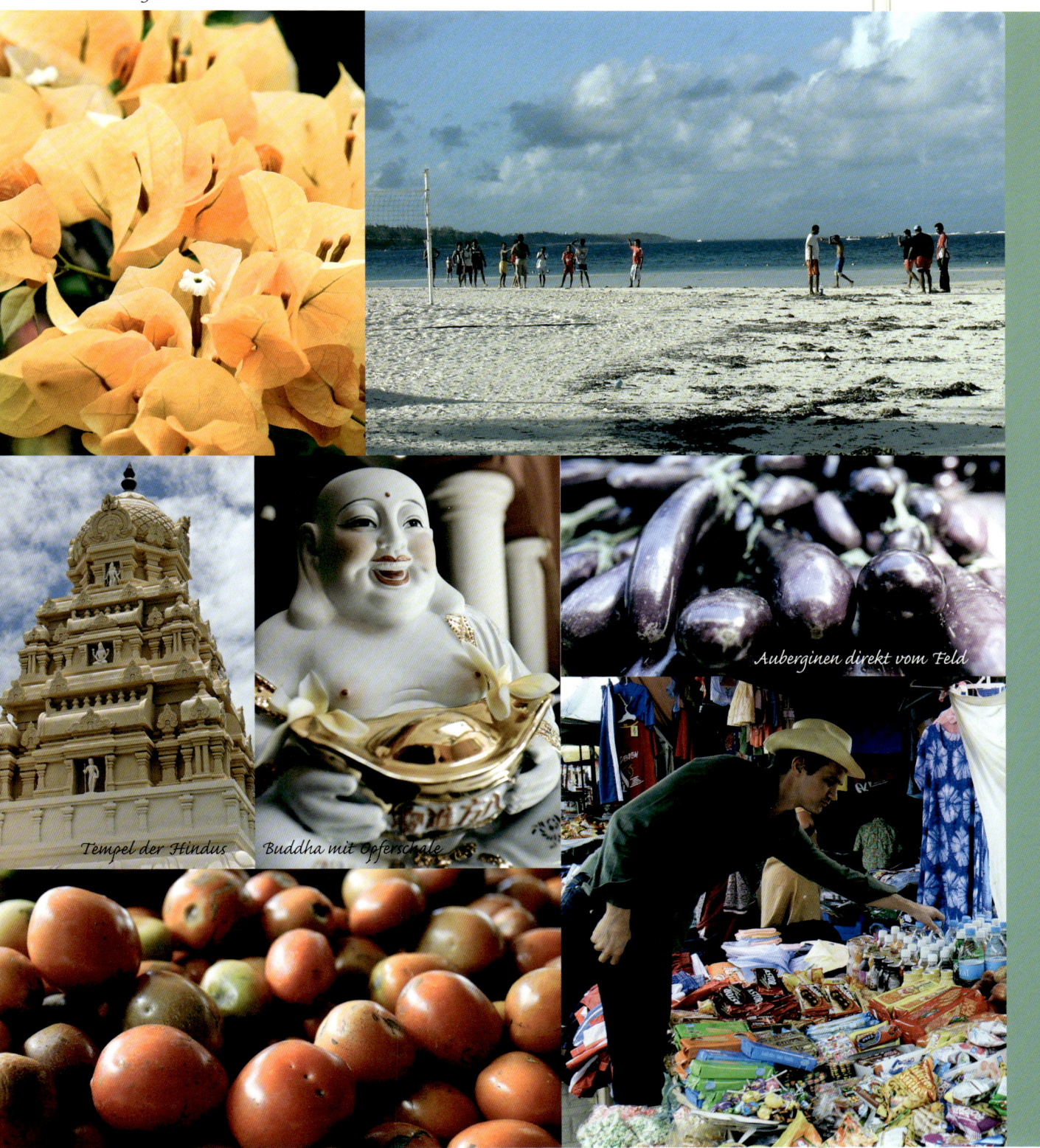

Bougainvillea

Am Strand

Auberginen direkt vom Feld

Tempel der Hindus

Buddha mit Opferschale

Frisch geerntete Tomaten

Beim Einkaufen auf dem Markt

KONZENTRATION – DHARANA

Als Schauspieler wird von mir ein hoher Einsatz gefordert, der neben dem Zeitaufwand vor allem enorm viel Konzentration verlangt; für das Lernen der Texte, für die Proben und die Auftritte, ob im Fernsehen, Film oder Theater. Auch hierfür war und ist Yoga mir eine gute Hilfe.

Reizüberflutung

Sich vollkommen zu konzentrieren fällt heute fast allen Menschen immer schwerer. Ununterbrochen wirken Sinnesreize auf uns ein, denen wir uns nicht entziehen können, selbst wenn wir es wollen. Das Problem der Reizüberflutung gab es natürlich noch nicht, als die frühen Texte zum Yoga entstanden. Doch hatten wohl auch im Altertum die Menschen bereits Probleme, zur inneren Einkehr zu finden, sonst würde in den alten Schriften nicht immer wieder auf die Bedeutung der Konzentration – auch auf den Atem – hingewiesen.

Der innere Dialog

Ständig wandern unsere Gedanken im wahrsten Sinn des Wortes von einem Ort zum anderen – die Inder sagen, »sie springen wie Affen in einem Baum«. Es fällt uns schwer, ganz bei einer Sache zu bleiben, selbst wenn sie höchste Aufmerksamkeit erfordert. Zudem führen wir einen dauernden inneren Dialog und bewerten Dinge, die wir sehen, hören, fühlen, und bemerken das nicht, weil dieser Dialog oft unbewusst abläuft. Erst wenn man zur Ruhe kommt und sich bewusst sammeln will, nimmt man diese störende »Unterhaltung« wahr.

Konzentration kann erlernt werden

Durch die Fähigkeit zur Konzentration können auch die Asanas, die Übungen, besser ausgeführt werden. Unkonzentriert führt man die Übungen mechanisch aus, sie haben dann nicht den Nutzen, den sie haben könnten. Das war eine wichtige Beobachtung für mich – und so ist Dharana, die sechste Stufe des achtgliedrigen Yogawegs, ein wichtiger Bestandteil der Yogalehre.

Die richtige Haltung hilft

Um sich vom Alltagsgeschehen voll und ganz lösen zu können, ist zunächst die richtige Sitzhaltung wichtig. Wem der Yoga- oder Meditationssitz schwer fällt, kann sich auch auf einen Stuhl setzen. Wichtig ist eine aufrechte, entspannte Haltung, Rücken und Kopf bilden eine gerade Linie, die Schultern sind entspannt.

Ein Objekt fixieren

Stellen Sie eine angezündete Kerze so hin, dass Ihr Atem die Flamme erreichen kann. Atmen oder pusten Sie nun so gegen die Flamme, dass sie sich nur bewegt, aber nicht gelöscht wird.

Versuchen Sie dabei alle Gedanken auszuschalten. Doch die kommen immer wieder und kreisen und stören – der Geist ist leicht ablenkbar. Fangen Sie einfach wieder an und versuchen Sie erneut, sich auf die Flamme zu konzentrieren.

Der Abt fragt den Novizen, der mit einer Kerze durch das Kloster läuft, ob er wisse, wo die Flamme herkomme. Woraufhin der Novize nach kurzem Überlegen die Kerze ausbläst und antwortet: »Wenn Sie mir sagen, wo die Flamme hingegangen ist, sage ich Ihnen, wo sie hergekommen ist.«

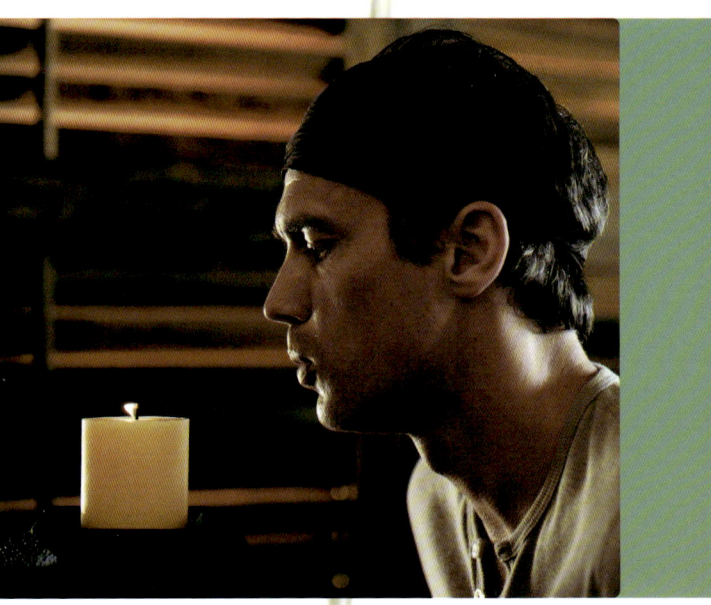

MEDITATION – DHYANA

Nach Patanjali bedeutet Meditation: geistige Haltung, Kontrolle des Atems, der Sinne, der Gedanken, innere Stille. Richtig zu meditieren will gelernt sein. Um wirklich das »Selbst«, die Welt jenseits von Gedanken, zu erkennen, braucht man Übung – und viel Geduld.

Frieden finden

Für Meditierende hat man heute mehr Verständnis, als das vor vielen Jahren noch der Fall war. In der Meditation suchen viele Ruhe und Entspannung, wofür sie sicher auch geeignet ist. Für mich bedeutet sie jedoch insbesondere, mehr über mich selbst erfahren, Erkenntnis gewinnen und Gelassenheit finden zu können.

Gespräch mit Dr. Lobsang

Im Gespräch mit meinem Freund wurde mir klar: Meditation heißt auch, sich bewusst zu werden über das Leben – mein augenblickliches Leben –, mit der Möglichkeit, alle Unklarheiten aus der Welt zu räumen und dankbar zu sein. Dankbar dafür, dass ich ein Dach über dem Kopf, zu essen, zu trinken, eine befriedigende Arbeit habe, dass ich gesund bin und, falls ich krank werde, wegen des funktionierenden Gesundheitssystems gut betreut werde. So sollte man sich morgens, vielleicht nach dem Sonnengruß, einen bequemen Platz suchen, um diese Gedanken hervorzuholen und sie sich klarzumachen.

Dr. Lobsang, Tibeter, ist in Nepal aufgewachsen und absolvierte eine zwölfjährige Ausbildung in tibetischer Medizin. Er lebt in Barcelona und reist umher, um Menschen mit tibetischer Medizin zu helfen.

Ort, Zeitpunkt und Haltung

Wählen Sie für Ihre Meditation einen Platz, an dem Sie nicht abgelenkt werden, und schließen Sie alles Störende aus. Die beste Zeit für eine Meditation ist der frühe Morgen oder späte Abend – oder direkt anschließend an eine Übungsfolge. Mit einem Sitzkissen oder Meditationsbänkchen erleichtern Sie sich die Sitzhaltung.

HALBER LOTOSSITZ

Einen Fuß an den Damm legen, den anderen Fuß so auf den Oberschenkel legen, dass die Fußsohle nach oben zeigt.

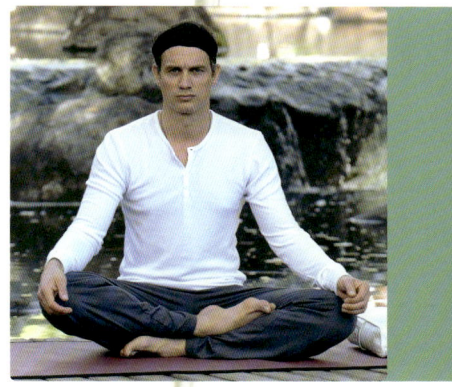

DER BEQUEME SITZ

Die Füße so anwinkeln, dass eine Ferse am Oberschenkel, die andere vor dem anderen Unterschenkel liegt.

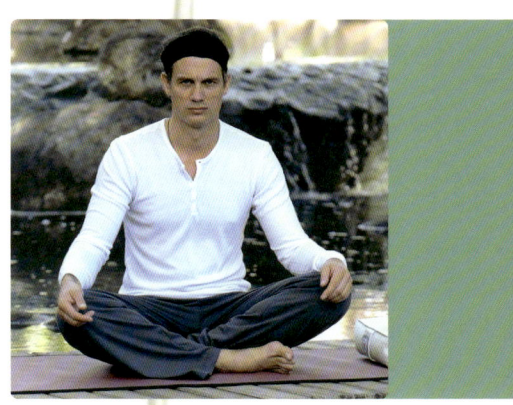

Ich selbst schaffe den wohl bekanntesten Sitz, nämlich den Lotos, nicht – warum auch immer. Sie sollten für eine Meditation nur aufrecht sitzen können, die Schultern nicht hochziehen und ein angenehmes Gefühl haben. Aber ganz wichtig: bequeme Beinkleidung.

Der Lotossitz oder auch der halbe Lotossitz ist die klassische Meditationshaltung. Er ermöglicht aufgerichtetes Sitzen aus dem Becken heraus mit ganz geradem Rücken, entspannten Schultern und Armen (eine nicht zu weiche Unterlage ist hilfreich). Die Hände liegen auf den Knien oder verschränkt vor dem Körper. Wem diese Sitzhaltung, wie auch mir, eher schwer fällt oder wer Probleme mit dem Rücken oder den Hüften hat, dem empfehle ich ein Meditationsbänkchen oder -kissen. Sie können auch den ganz normalen Schneidersitz einnehmen oder den bequemen Sitz, der Muktasana heißt. Dabei liegen die Beine voreinander. Für welche Haltung Sie sich auch immer entscheiden: 20 bis 40 Minuten sollten Sie schmerz- und spannungsfrei sitzen können.

Die Gedanken zur Ruhe bringen

Entspannen Sie Augen, Kiefer, Schultern, Arme, den ganzen Körper, Ihre Gedanken. Richten Sie mit geschlossenen Augen den Blick nach innen auf Ihr Herz. Konzentrieren Sie sich auf das gleichmäßige Aus- und Einatmen. Spüren Sie den Atem an den Nasenflügeln. Störende Gedanken lassen Sie kommen und wieder gehen wie Vögel, die vorbeifliegen; konzentrieren Sie sich nicht darauf. Wenn ein Gedanke Sie nicht loslässt, nehmen Sie wieder ganz bewusst das Ein- und Ausströmen Ihres Atems wahr. Lässt sich ein Gedanke nicht vertreiben, sagen Sie beim Ausatmen immer »aus« und bei jedem Einatmen »ein«. Wenn Sie sich aus der Meditation lösen wollen, öffnen Sie die Augen, halten den Blick nach unten gerichtet, nehmen Ihren Körper wahr und finden zurück in den Alltag.

TIBETISCHE MEDITATION

Eine ganz einfache Meditation, die in Tibet mit Kindern geübt wird, hat mir meine tibetische Freundin Tseten verraten:
Einen bequemen Sitz einnehmen und einfach nur auf den
Atem achten. Beim Einatmen den Weg des Atems durch den
Körper beobachten und, wenn man ausatmet, seinen Weg
zurück verfolgen. Und das mehrfach nacheinander und ganz
bewusst.

Aufgrund der großen Hektik, aufgrund des großen Drucks,
der bei allem in der heutigen Arbeitswelt herrscht, ist es
wichtig, sich seine Ruhepunkte zu suchen. Hierfür gibt es
verschiedene Möglichkeiten und Wege. Gut wäre es, den
meditativen Zustand auch körperlich zu erreichen.

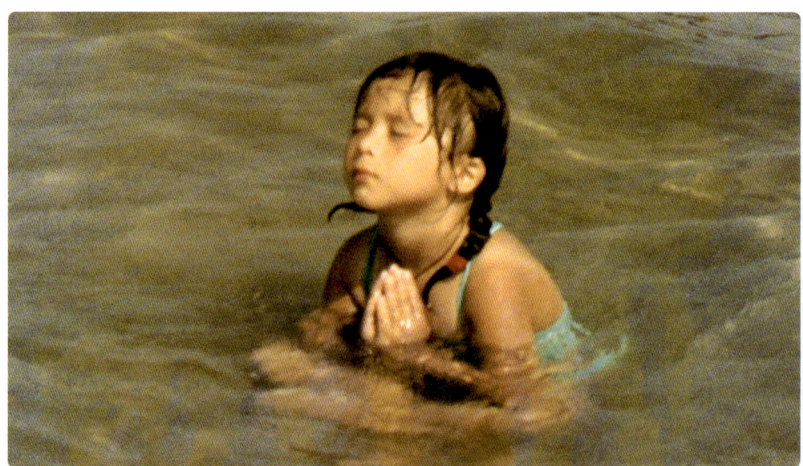

*Für Kinder von Tibetern, wie hier Karma-Li, ist die Meditation etwas
ganz Selbstverständliches*

SLOW-MOTION-GEHEN

Eine einfache Übung, dennoch gar nicht leicht auszuführen, ist das ganz langsame Gehen. Gehen Sie so langsam wie irgend möglich, und behalten Sie trotzdem einen gleichmäßigen, rhythmischen Bewegungsablauf bei: Die Arme werden gegen die Bewegungsrichtung der Beine geführt, d. h. mit dem rechten Bein bewegt sich der linke Arm nach vorn und umgekehrt. Rollen Sie die Füße ganz bewusst ab. Die Knie sind leicht durchgedrückt. Ganz wichtig ist die Atmung: Versuchen Sie, so langsam wie irgend möglich einzuatmen und ebenso langsam wieder auszuatmen. Wenn Sie das für eine Weile machen, werden Sie feststellen, dass Sie in einen angenehmen meditativen Zustand geraten. Da Sie sich zunächst auf die Bewegungsabfolge konzentrieren müssen, haben ablenkende Gedanken weniger Chancen.

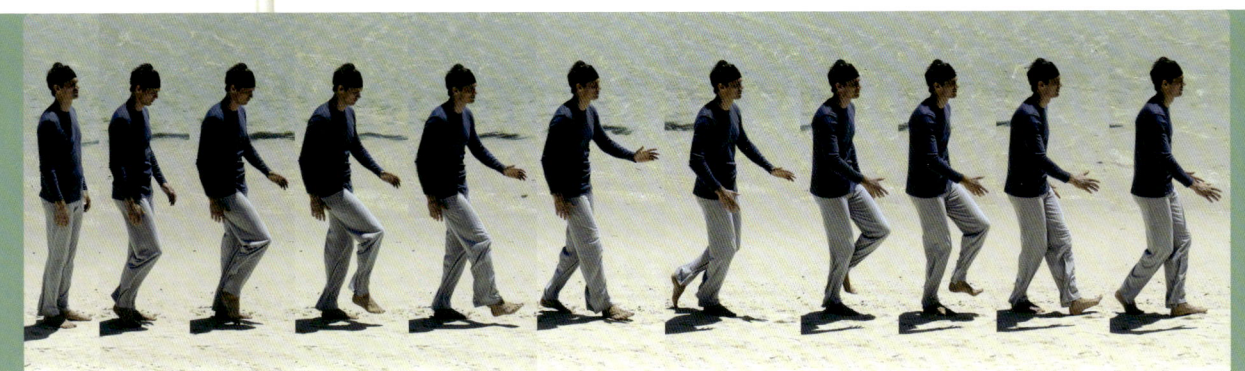

EIN WORT ZULETZT

Alles, was uns hier geboten wird, nehmen wir so selbstverständlich hin, fordern es sogar ein, glauben einen Anspruch darauf zu haben und vergessen dabei, welchem Leid, welchem Terror und welcher Unterdrückung andere ausgesetzt sind.

Ich bin katholisch erzogen worden, habe sehr viele moslemische Freunde und setze mich seit Jahren mit dem Buddhismus auseinander – vor allem durch viele Begegnungen mit Tibetern. Unter ihnen sind Mönche, Ärzte, Geschäftsleute, junge wie alte Menschen. Die Begegnung mit ihnen hat mich sehr geprägt, da sie sich zum Teil sehr aufrichtig mit der Religion, dem Buddhismus, auseinandersetzen und versuchen, den Worten Buddhas auch Taten folgen zu lassen. Allen voran S. H. der 14. Dalai Lama, der vielleicht aufgrund seiner Glaubwürdigkeit, seiner Offenheit, seinem herzlichen plötzlichen Lachen, auch bei intensiven Gesprächen, einen so großen Zulauf hat. Er ist für mich ein wichtiger Mensch, genauso wie Gandhi, da sie beide nur das von anderen verlangen, was sie selbst leben.

Wenn Eisenvögel fliegen, wird der Buddhismus Richtung Westen wandern und in die fernsten Länder kommen.

Padmasambhava

Buddhistische Philosophie

Der Buddhismus hat für mich eine große Bedeutung. Durch die Präsenz des Dalai Lama in Europa wird er auch immer bekannter und die Lehre des Buddhismus ist vielen wichtig, die für ihr Leben einen spirituellen Weg suchen und abgestoßen sind von unserer konsumorientierten und oberflächlichen Welt. Die Freundlichkeit, die Heiterkeit, welche unter anderem bei seiner S. H. dem Dalai Lama geschätzt werden, hat ihren Ursprung im tibetischen, buddhistischen Gedankengut. Buddhismus – das Sanskritwort Buddha bedeutet »der Erleuchtete« – ist im strengen Sinn keine Religion, sondern eine Geisteshaltung, in der jeder Mensch für sein Schicksal selbst verantwortlich ist.

Zu den Lebensregeln des Buddhismus gehören beispielsweise der Respekt vor sich selbst, der Respekt vor anderen und die Verantwortung für alle eigenen Handlungen.

S. H. der 14. Dalai Lama

Die Situation des Dalai Lama: Er wurde aus seinem Land, seiner Heimat vertrieben, sein tibetisches Volk wurde und wird gefoltert, gequält und getötet. Viele Tibeter sehen ihre einzige Chance in der Flucht, da sie im eigenen Land bedroht werden, sie ihre Religion, die Gebräuche ihrer Vorfahren nicht praktizieren und ihre eigene Sprache nicht mehr sprechen dürfen, die immer mehr in Vergessenheit gerät.

Heitere Gelassenheit

Wenn man sich in einen solchen Menschen hineinversetzt, der all dies selbst erlebt hat und um den Kampf seines geknechteten Volkes weiß, erkennt man, dass dieser Mensch ein riesiges Herz für seine Mitmenschen und alle Lebewesen hat und dem Schicksal anderer nicht gleichgültig gegenüberstehen kann. Wer die Ausstrahlung, die Persönlichkeit, die heitere Gelassenheit S. H. des 14. Dalai Lama wahrnimmt und erlebt, sagt sich, dass diese Haltung durch irgendetwas begründet sein muss – denn viele der im Westen erzogenen Menschen würden vielleicht bereits unter einem sehr viel geringeren Ballast zusammenbrechen!

Wir sind immer auf der Suche nach einem Leben, das besser ist als das, was wir kennen. Niemand findet auf lange Sicht einen Zustand der Befriedigung. Glück ist nicht von Dauer.

Dalai Lama

Doch der Dalai Lama sagt: »Selbst der größte Feind kann noch ein Lehrer sein, da er uns unser inneres Ungleichgewicht aufzeigt.« Nur durch tief erlebte Spiritualität kann er diese Weisheit, Friedfertigkeit, Gelassenheit, Bescheidenheit und innere Zufriedenheit erlangt haben.

Warum ständig üben?

Eine für mich wichtige Aussage der Tibeter zu allen Übungen ist folgende: »Bleib beweglich wie ein Bambus.« Sie meinen dies in geistiger wie auch körperlicher Hinsicht, denn das eine bedingt das andere. Wird der Geist starr, so wird es auch der Körper.

Ein alter Taiji-Lehrer, der zeit seines Lebens Übungen praktizierte, sagte einmal: »Warum ständig üben? Damit man, wenn man alt wird und weise geworden ist, noch den Körper hat, um diese Weisheiten zu leben …«

Aussagen, die mich beeindruckt haben

Auf den nächsten Seiten möchte ich Ihnen zum Abschluss des Buchs gerne Texte vorstellen, die ich bedeutsam finde und die mich geprägt und begleitet haben. Sie haben mir geholfen, meinen Weg zu finden. Nicht innezuhalten bei dem Versuch, herauszufinden, was wirklich wichtig ist im Leben. Sie halfen mir zu erkennen, wer ich wirklich bin. Zu lernen, was mir anerzogen wurde, welchen Gesetzen ich mich unterworfen habe, und herauszufinden, was mir wirklich vollkommen entspricht.

PRÄGENDE AUSSAGEN

Die Ringparabel

Ich liebe diese Parabel, die hier ein wenig gekürzt wiedergegeben wird, denn sie führt diese unsinnigen Streitereien der Religionen doch ad absurdum …

Den vollständigen Text finden Sie im 3. Akt von Lessings »Nathan der Weise«.

»Sultan: Da Du nun so weise bist; so sage mir doch einmal – was für ein Glaube, was für ein Gesetz hat Dir am meisten eingeleuchtet?

Nathan: Ich bin ein Jud'.

Sultan: Und ich ein Muselmann. Der Christ ist zwischen uns. – Von diesen 3 Religionen kann doch eine nur die wahre sein.

Nathan: Sultan, eh ich mich Dir ganz vertraue, erlaubst Du wohl, Dir ein Geschichtchen zu erzählen?

Sultan: Mach! Erzähl, erzähle.

Nathan: Vor grauen Jahren lebt ein Mann im Osten, der einen Ring von unschätzbarem Wert, aus lieber Hand besaß. Der Stein hatte die geheime Kraft, vor Gott und Menschen angenehm zu machen, wer in dieser Zuversicht ihn trug. Er ließ den Ring von seinen Söhnen dem geliebtesten; und setzte fest, dass dieser wiederum den Ring von seinen Söhnen dem vermache, der ihm der Liebste sei; und stets der Liebste, ohn' Ansehn der Geburt, in Kraft allein des Rings, das Haupt, der Fürst des Hauses werde. So kam nun dieser Ring; von Sohn zu Sohn, auf einen Vater endlich von drei Söhnen; die alle drei ihm gleich gehorsam waren, die alle drei er folglich gleich zu lieben sich nicht entbrechen konnte. Nur von Zeit zu Zeit schien ihm bald der, bald dieser, bald der dritte würdiger des Ringes; den er denn einem jeden die fromme Schwachheit hatte, zu versprechen. – Das ging nun so lang es ging – allein es kam zum Sterben, und der gute Vater kömmt in

Verlegenheit. Es schmerzt ihn, zwei von seinen Söhnen, die sich auf sein Wort verlassen, zu kränken. – Was zu tun? – Er sendet ihn geheim zu einem Künstler, bei dem er, nach dem Muster seines Ringes, zwei andere bestellt, und weder Kosten noch Mühe sparen heißt, sie jenem gleich, vollkommen gleich zu machen. Das gelingt dem Künstler. Froh und freudig ruft er seine Söhne, jeden insbesondere; gibt jedem seinen Segen, – und seinen Ring, – und stirbt.

Kaum war der Vater tot; so kömmt ein jeder mit seinem Ring, und jeder will der Fürst des Hauses sein. Man untersucht, man zankt, man klagt. Umsonst; der rechte Ring war nicht erweislich. Fast so unerweislich, als uns jetzt – der rechte Glaube.

Sultan: Wie, das soll die Antwort sein auf meine Frage?

Nathan: Soll mich bloß entschuldigen, wenn ich die Ringe mir nicht getrau zu unterscheiden, die der Vater in der Absicht machen ließ, damit sie nicht zu unterscheiden wären.

Sultan: Ich dächte; dass die Religionen, die ich dir genannt, doch wohl zu unterscheiden wären. Bis auf die Kleidung; bis auf Speis und Trank!

Nathan: Und nur von Seiten ihrer Gründer nicht. – Denn gründen alle sich nicht auf Geschichte? Geschrieben oder überliefert! – Und Geschichte muss doch wohl allein auf Treu und Glauben angenommen werden? – Nicht? – Nun wessen Treu und Glauben zieht man denn am wenigsten in Zweifel? Doch der Seinen? Doch deren Blut wir sind? Doch deren, die von Kindheit an uns Proben ihrer Liebe gegeben? Die uns nie getäuscht, als wo getäuscht zu werden uns heilsamer war: Wie kann ich meinen Vätern weniger, als Du den Deinen glauben? Oder umgekehrt. Kann ich von Dir verlangen, dass Du deine Vorfahren Lügen strafst, um meinen nicht zu widersprechen? Oder umgekehrt?« ...

Paulo Coelho, Der Dämon und Fräulein Prym

An diesem Text von Coelho gefällt mir, dass er aufzeigt, dass wir alle Möglichkeiten von Gut bis Böse in uns tragen und deshalb lernen sollten, über »Schwächen« anderer kein Urteil zu fällen.

»Wisst ihr, was das ist? Eines der berühmtesten Bilder der Welt: das letzte Abendmahl von Jesus und seinen Jüngern, gemalt von Leonardo da Vinci. [...] Als er dieses Bild malte, sah sich Leonardo da Vinci vor eine große Schwierigkeit gestellt. Er musste das Gute in der Gestalt Jesu und das Böse in der Gestalt des Judas darstellen, Christi Freund, der während des letzten Abendmahls beschließt ihn zu verraten.

Er unterbrach seine halbfertige Arbeit und machte sich auf die Suche nach möglichen Modellen für diese zwei Figuren. Eines Tages sah er bei einem Chorkonzert einen jungen Choristen, der für ihn das vollkommene Bildnis Christi verkörperte. Er lud ihn in sein Atelier und machte Studien und Skizzen von ihm.

Drei Jahre vergingen. Das ›Abendmahl‹ war fast fertig, doch das ideale Modell für den Judas hatte Leonardo noch immer nicht gefunden. Der Kardinal, der für die Kirche zuständig war, drängte den Maler, das Wandbild schnellstmöglich zu vollenden.
Nachdem er erneut viele Tage gesucht hatte, traf der Maler auf einen verlebten und zerlumpten Mann, der betrunken im Rinnstein lag. Er bat seine Gehilfen, ihn direkt in die Kirche zu bringen, da er keine Zeit mehr hatte, um Skizzen anzufertigen.

Der Bettler begriff nicht, wie ihm geschah. Die Gehilfen hielten ihn aufrecht, während Leonardo die Züge der Gottlosigkeit, der Sünde des Egoismus malte, die sich in dem Gesicht so deutlich abzeichneten.

Als er fertig war, öffnete der Bettler, der inzwischen wieder nüchtern war, die Augen und sah das Bild vor sich. Und sagte mit einer Mischung aus Erstaunen und Traurigkeit:

›Dieses Bild habe ich schon einmal gesehen!‹

›Wann?‹ fragte Leonardo überrascht.

›Vor drei Jahren, bevor ich alles verlor, was ich besaß. Damals sang ich in einem Chor, hatte viele Träume, und Sie luden mich ein, um für das Gesicht Jesu Modell zu stehen.‹«

Dalai Lama, Das Buch der Menschlichkeit

Dieses Gebet sollte von allen Menschen beherzigt, vor allem aber von denjenigen verinnerlicht werden, die anderen helfen wollen. Und das gilt auch für mich.

»Möge ich jetzt und immer so sein:
Ein Beschützer für die, die niemand beschützt,
Ein Führer denen, die sich verirrt haben,
Ein Schiff für die, die über die Meere ziehen müssen,
Eine Brücke für die, die Flüsse überqueren müssen,
Ein Asyl für die, die in Gefahr sind,
Eine Lampe für die, die kein Licht haben,
Eine Zuflucht für die, die ohne Schutz sind,
Und ein Diener all denen, die Hilfe brauchen.«

GLOSSAR

Dalai Lama
Ursprünglich: Lehrer mit einer Weisheit »tief wie der Ozean«. Spirituelles und früher auch staatliches Oberhaupt Tibets. Man sieht in ihm die Wiedergeburt des vorherigen Dalai Lamas. S. H. der 14. Dalai Lama setzt sich seit Jahrzehnten vor allem für den Frieden in der Welt und für Toleranz ein. 1989 wurde ihm der Friedensnobelpreis verliehen.

Gompa, auch Gonpa
Tibetisch für Kloster. Gompas gehören zu einem buddhistischen Kloster, sie bestehen aus einer zentralen Gebetshalle mit einer Buddha-Statue und Sitzmöglichkeiten, um beten zu können. Auch Wohnräume gehören oft dazu. Man findet sie in Tibet, Ladakh, Nepal und Bhutan.

Guru
Sanskritbegriff für einen spirituellen Lehrer, zu dem man Vertrauen hat, dem man sich jedoch nicht in blindem Gehorsam unterwirft.

Lama
Tibetischer Ausdruck für Lehrer, die in ihrer spirituellen Entwicklung schon sehr weit fortgeschritten sind und andere bei der Suche nach Spiritualität begleiten können.

Mala
Traditionelle Gebetskette mit 108 Perlen – und 108 Bände umfasst die tibetische Übersetzung der Lehren Buddhas.

Mandala
Das Wort Mandala stammt aus dem altindischen Sanskrit und bedeutet »Kreis«. In dieser besonderen Art der Darstellung werden Buddhas nach den vier Himmelsrichtungen symmetrisch angeordnet. Die Gottheiten sitzen üblicherweise in einem Palast im Zentrum, bei Mandalas, die gemalt werden, ist das ein Quadrat.

Mantra
Ein Begriff aus dem Sanskrit. »Man« bedeutet denken und »tra« befreien oder beschützen. Es handelt sich um ein mystisches Wort, eine Silbe oder einen Spruch, die bei der Meditation eingesetzt werden, um den Geist ganz zu befreien und den Körper mit Energie zu versorgen. Om ist am bekanntesten.

Milarepa
Dieser Mystiker, geboren um 950 n. Chr., wird in Tibet verehrt. Nach Umwegen über die schwarze Magie, mit der er viel Unheil anrichtete, erlangte er durch großen Fleiß und intensiven Einsatz mit Hilfe eines Lehrers die volle Erkenntnis der Mahamudra-Meditation.

Nirvana
Im Nirvana wird Samsara, der Kreislauf aus Geburt, Leben, Tod und Wiedergeburt, verlassen. Es handelt sich dabei nicht um einen Ort wie das Paradies, sondern um ein endgültiges Finale, keinen Neubeginn. Man nennt es auch einen Zustand der Zustandslosigkeit.

Om
Wie Aum ausgesprochen oder gesummt, gilt als heiliges Symbol, als universelles Mantra, als Grundlage aller Klänge. Der Laut Om wird als Ausdruck einer lebendigen Kraft verstanden, die aus Shiva hervorging und als Shakti, seine Gemahlin, dargestellt wird.

Sanskrit
Vermutlich eine der ältesten Sprachen überhaupt, häufig auch Sprache der Götter genannt. Neuerdings lernen Kinder in Indien wieder diese schwierige indogermanische Sprache, sie sollen dadurch mit der alten Tradition vertraut gemacht werden.

Tashi
Dieses tibetische Wort bedeutet »Glück«. Mit »Tashi Delek« (Glück und Segen) wird man in Tibet immer begrüßt.

LITERATUR & MEHR

Literatur

Ian A. Baker, Thomas Laird:
Der geheime Tempel von Tibet.
Bucher, München 2000

Paulo Coelho:
Der Dämon und Fräulein Prym.
Diogenes Verlag AG, Zürich 2001

Dalai Lama:
Die Regeln des Glücks. Lübbe,
Bergisch Gladbach 2001

Gotthold Ephraim Lessing:
Nathan der Weise, Ein dramatisches
Gedicht in fünf Aufzügen.
Philipp Reclam jun., Stuttgart.
Durchgesehene Ausgabe 2000

Tulku Lama Lobsang:
Lu Jong. Die älteste tibetische
Bewegungslehre von den Mönchen
aus den Bergen zur Heilung von
Körper und Geist
O. W. Barth Verlag, Frankfurt/Main
2007

Adressen

American Apparel
www.store.americanapparel.com

Hotel Beau Rivage
Mauritius-Ostküste
www.naiade-resorts.com

Jivamukti Yoga Center
Schellingstr. 63, 80799 München
Tel.: +49 89 - 54 80 69 94
Fax: +49 89 - 54 80 69 96
E-Mail: info@jivamukti-muenchen.de

Mahabodhi International Meditation
Centre
Ladakh/Devachan-Leh
E-Mail: mimc@ndb.vsnl.net.in
www.mahabodhi-ladakh.org

STOP OVER REISEN GmbH
Hanns-Martin-Schleyer-Str. 1
74177 Bad Friedrichshall
Tel.: +49 - 07136 / 963900
Fax: +49 - 07136 / 9639030
E-Mail: info@stopover.de
www.stop-over-reisen.de

Claudia Suermann, Yogalehrerin
BDY/EYU
Burgstraße 61, 69121 Heidelberg
Tel.: 06221 - 13 67 49
E-Mail: info@yoga-bewegung.de
www.yoga-bewegung.de

Danksagung

Dank allen voran Nina – mit ihrer Gabe, meine Schrift lesen zu können, Ordnung in mein Chaos zu bringen und ihre wundervollen Beiträge! An Silke für ihre Geduld und vor allem auch den Glauben an mich und das Thema Yoga. An Sabine für ihr tolles Auge und an Eva für die unendlich scheinende Mühe mit dem Layout. An mein Baby, für den ganzen Input, an Harald, der Verbindungen schafft, und Claudia, die mir als gutes Beispiel immer im Kopf rumschwebt. Dank auch an American Apparel für die Outfits, an MMK für die Hilfe, an Frau Beyer für die Flüge und an das Hotel Beau Rivage für Unterkunft und Verpflegung – Tashi Delek!
Und selbstverständlich an Mayk, my friend, der mir immer zur Seite steht, egal wie die Sonne auch scheint, und an sein Team, Fidi und Tim, für die Überstunden und die Feinarbeit.
Und an alle meine tibetischen Freunde für Ihr Wissen.

REGISTER

IMPRESSUM

© 2008 by Südwest Verlag, einem Unternehmen der Verlagsgruppe Random House GmbH, 81673 München

Buchkonzeption, Redaktion:
Nina Andres, München

Satz, Layout:
Eva M. Salzgeber, Neubeuern

Umschlaggestaltung:
Eva M. Salzgeber, Neubeuern

Redaktionsleitung:
Silke Kirsch

Bildredaktion und Leitung der Fotoproduktion:
Sabine Kestler

Korrektorat: Barbara Kohl

Bildnachweis:
Fotografie: Mayk Azzato, Frankfurt
Mit Ausnahme von: Corbis, Düsseldorf: 14 (Michele Falzone), 26 (Louise Gubb); F1online, Frankfurt: 23 (Gerald Schwabe); gettyimages, München: 8/9 (RR/Toshihiko Chinami); Silke Kirsch, München: 51; Ralf Bauer Privatarchiv: 10, 11, 12, 19, 20, 24, 28, 29, 31; Südwest Verlag Archiv: 124 u. re. (Blume) (Michael Holz); Thomas Laird: 16; Tseten Zöchbauer: 131

Illustrationen:
Franz W. Pichler, Neubeuern

Reproduktion:
Lorenz & Zeller, Inning a. A.

Druck und Verarbeitung:
Uhl, Radolfzell

Printed in Germany

Textauszüge Seite 138/139:
Paulo Coelho
Der Dämon und Fräulein Prym
Aus dem Brasilianischen von Maralde Meyer-Minnemann
Copyright © 2001 Diogenes Verlag AG Zürich

Dalai Lama
Das Buch der Menschlichkeit
Copyright © 2000 Verlagsgruppe Lübbe GmbH & Co. KG, Bergisch Gladbach

Danksagung:
Für die freundliche Unterstützung der Fotoproduktion danken wir:

American Apparel Deutschland GmbH
Zollhof 10
40221 Düsseldorf
Tel. 0800-2637421
www.americanapparel.net

ISBN 978-3-517-08399-5

817 2635 4453 6271

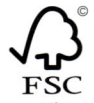

FSC
Mix
Produktgruppe aus vorbildlich bewirtschafteten Wäldern und anderen kontrollierten Herkünften
Zert.-Nr. GFA-COC-001526
www.fsc.org
© 1996 Forest Stewardship Council

Verlagsgruppe Random House
FSC-DEU-0100
Das für den Inhalt eingesetzte Papier Profisilk 170 g/m², geliefert durch die IGEPA, wurde in dem FSC- (CoC) zertifizierten Werk Sappi Alfeld produziert.

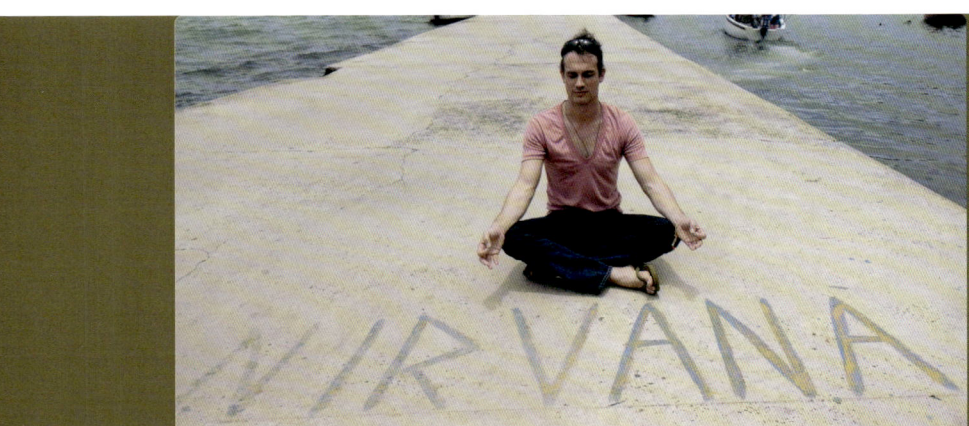

www.ralfbauer-yoga.de

Kurz davor, aber noch nicht ganz im Nirvana

Ralf Bauer, 1966 in Karlsruhe geboren, wurde berühmt durch die TV-Serie »Gegen den Wind«, von der 54 Folgen ausgestrahlt wurden. Das »Handwerk« Schauspiel erlernte er an der Schauspiel- und Musicalschule »Stage School of Music, Dance and Drama« in Hamburg wie auch bei Eric Morris in Los Angeles. Nach der Rolle in der TV-Serie hatte er weiteren Erfolg in TV-Filmen wie u. a. »Tatort«, »Küsse niemals deinen Chef«, »Mama und der Millionär«, »Die Wüstenrose« und mit der Hauptrolle in der TV-Serie »5 Sterne«.

Sein Talent als Theaterschauspieler bewies er in der Titelrolle der Urfassung von Goethes »Faust« und an der Seite von Joachim Fuchsberger in dem Zwei-Personen-Stück »Der Priestermacher«, von dem das Publikum begeistert war. Seine Darstellung des Romeo in »Romeo und Julia« am Volkstheater Frankfurt und des Marc Anton in »Julius Caesar« auf den Antikenfestspielen in Trier überzeugten nicht nur die Fachwelt.

Sein Leinwanddebüt gab er 1996 mit dem Film »Workaholic«. Weitere Filme sind »Der alte Affe Angst«, »666 – Traue keinem, mit dem Du schläfst«, »Helden und andere Feiglinge« und »Wer liebt, dem wachsen Flügel«. Dieses Jahr stand er für die neue amerikanische Serie »Painkiller Jane« in Kanada und Ungarn vor der Kamera.

Großes Interesse hat er auch für Lyrik und Literatur, ob klassisch oder modern – von Shakespeare bis Erhard –, die er während der Schulzeit zwar nicht geschätzt hat, inzwischen jedoch liebt und anderen Menschen gerne nahebringt.

Neben seiner aufreibenden Tätigkeit engagiert er sich sehr für soziale Projekte, unter anderem in Tibet und für die UNICEF.

Auf der Suche nach einem Weg zur Stressbewältigung und Linderung seiner Rückenschmerzen entdeckte er Yoga. Er hat Übungen gefunden, durch die er, trotz mittlerweile sogar größerer beruflicher Belastung, keine körperlichen Beschwerden mehr hat und Entspannung findet. Neben dem körperlichen hat ihn aber auch der philosophische Aspekt des Yoga sehr fasziniert, mit dem er sich intensiv auseinandersetzt.

Da Yoga ihm geholfen hat, seinen Alltag besser zu gestalten, die täglichen Anforderungen gelassener zu meistern, entstand der Wunsch, dieses Buch zu schreiben. Damit seine Fans und Leser von seinem Weg des Yoga profitieren können.

YOGA